学点急救 能救命

张进军◎编著

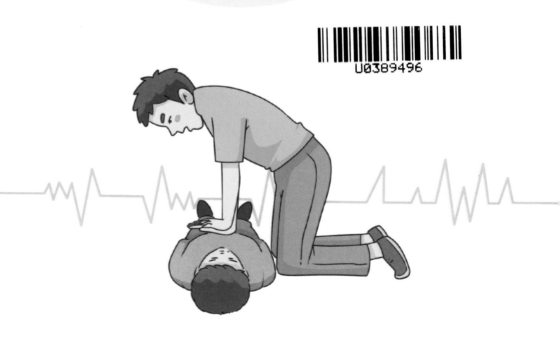

吉林科学技术出版社

图书在版编目（CIP）数据

学点急救能救命 / 张进军编著 . -- 长春 : 吉林科学技术出版社 , 2022.02
ISBN 978-7-5578-8583-0

Ⅰ . ①学… Ⅱ . ①张… Ⅲ . ①急救 – 普及读物 Ⅳ . ① R459.7-49

中国版本图书馆 CIP 数据核字 (2021) 第 163193 号

学点急救能救命
XUE DIAN JIJIU NENG JIUMING

编　　著	张进军
出 版 人	宛　霞
责任编辑	刘格格　　吕东伦
助理编辑	周　禹
封面设计	长春美印图文设计有限公司
美术编辑	陈卓通
制　　版	上品励合（北京）文化传播有限公司
幅面尺寸	170 mm × 240 mm
开　　本	16
字　　数	220 千字
印　　张	13
页　　数	208
印　　数	1–6 000 册
版　　次	2022 年 2 月第 1 版
印　　次	2022 年 2 月第 1 次印刷

出　　版	吉林科学技术出版社
发　　行	吉林科学技术出版社
社　　址	长春市净月区福祉大路 5788 号出版大厦 A 座
邮　　编	130118
发行部电话 / 传真	0431-81629529　　81629530　　81629531
	81629532　　81629533　　81629534
储运部电话	0431-86059116
编辑部电话	0431-81629378
印　　刷	长春新华印刷集团有限公司

书　　号	ISBN 978-7-5578-8583-0
定　　价	49.80 元

版权所有　翻印必究　举报电话 :0431-81629378

前言 / Preface >>>>>>

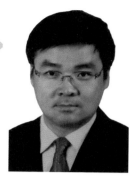

致读者

    习近平总书记对新时代中国科普工作提出了"科技创新、科学普及是实现创新发展的两翼，要把科学普及放在与科技创新同等重要的位置"的要求。在喜迎建党百年之际，为进一步推进健康中国——普及健康知识、普及急救知识、推广急救技能、提高公众自救互救能力，我们北京急救中心专家团队撰写了《学点急救能救命》这部科普作品，深入浅出地分享急救经验，介绍急救知识，希望能在最关键的时候，给广大读者带来生的希望。

    说到"急救"，很多人的第一反应是"拨打120"。遇到周围有人受伤、发病，确实应该第一时间拨打120寻求专业医护人员的帮助，能更好地帮助患者，这没问题。但您是否问过自己："除了拨打120，身处现场的我，还能做些什么？"恐怕很多人都是疑惑和茫然的。

    鉴于此，我们才萌生了编写这本科普图书的想法。本书从如何正确拨打120急救电话开始，分章节介绍儿童、老年人、孕产妇等人群常见急危重症的急救知识，告诉读者如何识别和正确急救，以提高自救互救能力。

    急救，强调的是争分夺秒，强调的是时间第一，且绝大多数发生地点是在医院之外的地方。多学习掌握一些急救的知识和方法，那么，当我们自己、家人、朋友、同事或者身边的陌生人遇到危急状况时，就能够在第一时间采取正确的急救措施，从而减少重病或死亡的风险，而不是束手无策只能等救护车的到来。

——北京急救中心党委副书记　主任

目录 / Contents >>>>>>

家庭急救，一节幸福的必修课

第一章

家长会急救，孩子更安全

孩子生病忌忙乱 对症急救有疗效 ················ 50

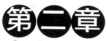

家有老人，安全急救享晚年

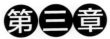

第三章
孕产妇有不适，紧急情况会处理

第四章
正确处理，"急"时能挺住

男性烦恼心莫急 及时处理身体强 …………………… 166

突发急病要注意 自我急救最关键 …………………… 170

辛苦奔波遇意外 有效处理降伤害 …………………… 179

第五章

特别应对，保护温柔的你

序章

家庭急救，一节幸福的必修课

健康是幸福生活的基本条件之一，拥有健康才会拥有一切，有些意外的伤害和疾病常常不请自来，如果紧急情况发生的时候处理不当往往会使小伤变成大伤、小病变成大病，大伤大病变得危及性命，所以每个人都要学会关键时刻的急救，懂点急救常识，为家人、为他人及时救助。

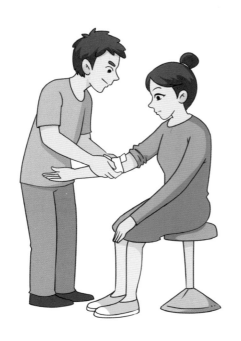

现代急救理念和原则

传统的急救观念，是快速地把被救者送到医院。而现代急救理念则是指紧急救治，是在急病或意外发生时，专业救助人员（医生或者护士等）还未到达现场之前，为生病或受伤的人，进行初步的救援及护理。

>>> 急救现场化

急救现场化，是在专业救助人员未到达现场之前，施救者采取一系列急救方法，从而挽救生命，减少痛苦，为医护人员的救治争取时间。

>>> 急救信息化

急救信息化，是要在伤病人员未进行现场急救之前，施救者用最快捷的通信手段拨打救助电话，建立快速反应急救信息通道，确保与急救中心联系通畅，手机等通信设备不关机、不占用。

>>> 急救普及化

急救的普及已经成为一个城市、一个国家、一个民族文明程度的标志之一，它是一门需要每个人都学习和掌握的急救知识，也是一项重要技能，关键时刻能够及时救死扶伤。

>>> 急救现场原则

1.先抢后救：施救者在现场应保持镇定，冷静判断现场的各种情况，使处于危险境地的伤病人员尽快脱离危险，将其移至安全地带后再救治。

2.第一时间拨打"120""110"等急救电话。

3.先重后轻：先对较为严重的伤病人员进行救治，例如对大出血、呼吸异常、脉搏细弱或心跳停止、神志不清的伤病人员，应立即采取急救措施，挽救生命。对于昏迷的伤病人员应注意保持呼吸道通畅。伤口处理一般应先止血，后包扎，再固定，并尽快妥善地转送医院。

4.先救后送：现场所有的伤病人员都需要第一时间进行急救，方可转送至医院。

如何正确拨打 120

⋙ 正确拨打120的四步骤

第一步

要清晰地告诉对方患者的姓名、性别、年龄，如患者身份不明，需说明性别、大致年龄。

↓

第二步

告知患者当前的简要病情，现场已经采取了哪些措施、有何效果。如果是突发灾难事故，还应说明事故性质、受伤的大概人数。

↓

第三步

告知患者当前的详细地址，约定好等候、接应救护车的确切地点。

↓

第四步

告诉其他应该说明的情况，以及急救中心受理台询问的其他问题。

　　我国医疗急救号码统一为120。它是中华人民共和国邮电部、卫生部根据国家通信网自动电话号码编号，按国家标准的有关规定，以及急救工作的需要，于1986年1月发布文件规定的。24小时有专人接听，接到电话可立即派出救护车和急救人员，是最快捷的方法。

>>>什么情况必须拨打120

- 心脏病突然发作，如严重的心律失常、心肌梗死、心绞痛、急性心力衰竭等；
- 脑血管意外，如意识丧失、昏迷、卒中、偏瘫等；
- 休克或虚脱，如面色苍白、冷汗淋漓、脉搏频弱、血压下降等；
- 大吐血、大咯血等；
- 严重的呼吸困难或窒息，如异物阻塞呼吸道等；
- 各种急性中毒，如食物中毒、药物中毒、农药中毒等；
- 意外灾害，如雷击、溺水、触电、交通事故等；
- 其他可能危及伤病人员生命的情况，如严重烧伤、冻伤、溺水等。

注意千万不要随便驾车将伤病人员送往医院

很多施救者，认为自己驾车将伤病人员送至医院会比叫急救车速度更快！其实并不是，因为120急救人员会在入院前给伤病人员进行一些应急性救助和诊断，并向医院汇报，便于医院接诊医生的准备，救护车上的医疗设备也能在突发情况下对伤病人员进行抢救。

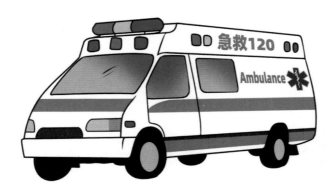

>>>拨打120急救电话需注意

1.语言精练、准确、清晰。

拨打120急救电话时，一般都是在发生比较紧急的事件、需要医疗求助的时候，难免会慌张、恐惧，但此时，更需要我们在救助伤病人员的同时保持镇静。电话接通后，讲话一定要清晰，表述要准确，做到言简易懂，不要惊慌失措、大哭大闹，这些对于呼叫救护车毫无益处。

2.陈述急救内容要全面。

项目	具体内容
地点	尽量详细描述至街道路口、门房号等；若不熟悉周围环境、讲不清具体地址，最好能讲明周边有什么明显标志的建筑物，如酒店、商场、超市等
人数	告知伤员人数
年龄、姓名	告知患者姓名及年龄（如果不清楚可以说大概，如小孩、老人、年轻人等，年龄大概多少岁）
原因	如果知道疾病或伤害原因，要交代说明
症状	说明当前患者情况，如是否昏迷、呼吸困难、摔伤、抽搐等
咨询	在救护人员到来之前，需要做什么，采取什么急救措施等
电话	留下为伤病人员呼叫120的人的姓名以及可联系到的电话，并保持通畅，不要长时间和家人或其他人通话，以免影响与急救中心的联系

3.对地点、电话号码进行再次确认。

4.询问是否要挂断电话，或者等对方先挂断电话。

5.等待120救护车抵达现场。在此期间如果没有其他情况，最好不要再次拨打120电话，以防耽误其他急需救援人员的电话接入。

阐述伤病人员情况时必须包括以下内容：患者姓名、年龄、性别、发病原因、目前情况。

三个公式可以借鉴参考：

1.**外伤**：与伤者关系+什么时候 + 什么原因 + 哪个部位 + 具体情况

2.**疾病**：与患者关系+什么时候+什么原因+哪个部位 + 伴随症状

3.**路人**：发现无家属伤病人员，不清楚发病原因和伤病人员情况，请这样说：什么时间+什么地方+现场情况

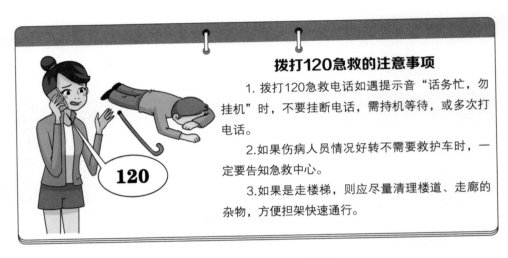

拨打120急救的注意事项

1. 拨打120急救电话如遇提示音"话务忙，勿挂机"时，不要挂断电话，需持机等待，或多次打电话。

2. 如果伤病人员情况好转不需要救护车时，一定要告知急救中心。

3. 如果是走楼梯，则应尽量清理楼道、走廊的杂物，方便担架快速通行。

>>> 打完120急救电话后，应该这样做

1. 保证伤病人员能够安静休息，避免因走动和情绪激动导致病情加重。

2. 对伤病人员进行必要的救助和随时观察，注意其病情变化。

3. 如果是在室内，注意保持室内通风，改善伤病人员的呼吸，但要注意保暖。

4. 如果有多余的救助人员，可以派人前往路口迎接救护车，以免因救护车找不到准确的地点而耽误时间。

5. 如果道路的过道比较狭窄或被堆积物阻挡，应提前进行清理，以保证急救通道畅通。

6. 如果是家里人，应提前准备好就医所需的物品，如以前的病历资料、生活用品和衣物、相关证件或医保卡、必要的医药费等。

7. 在未确认伤病情况之前，不要给伤病人员喂任何食物或水，以免引起呕吐或影响入院后的治疗。

8. 当救护车到达时，要听从医护人员的指挥，协助医护人员进行抢救和转运。

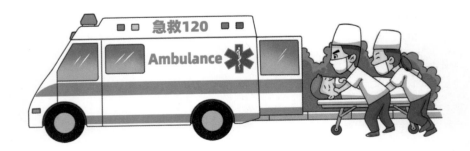

现场急救

›››什么是现场急救

现场急救，是指现场人员因意外事故或急症，在未获得医疗救助之前，救助人员或自己应用急救办法和技术进行现场初级急救，最大限度地稳定伤病人员的伤和病情，减少并发症，维持伤病人员最基本的生命体征，例如呼吸、脉搏、血压等，为防止病情恶化而对伤病人员采取的一系列急救措施。

现场急救是否及时和正确，关系到伤病人员的生命安全和受伤害的程度。

›››现场急救目的与措施

1.维持、抢救伤病人员的生命	2.改善病情，减轻伤病人员痛苦	3.尽可能防止并发症和后遗症
恢复呼吸 及时止血 救治休克	处理伤口 骨折固定 稳定病情	避免不必要的移动 妥善护理 保持舒适的姿势 心理护理

›››现场急救的重要五原则

1.**安全原则**：第一时间评估现场情况，在确保自身和伤病人员及其他在场人员的生命安全的情况下开始急救。

2.**无危害原则**：一定要确保自己拥有一定的急救经验，再对现场伤病人员进行救助，否则将可能进一步损伤或者加重伤病人员的情况。

3.**寻求帮助原则**：在遇到紧急事故后，一定要懂得及时寻求更多人员的帮助，因为处理复杂的急救现场，往往人多力量大。

4.**生命支持原则**：现场急救过程中，施救者可以简单地对伤病人员进行救助，例如包扎、心肺复苏、止血等生命支持，为抢救赢得宝贵时间。

5.**争取时间原则**：遇到需要急救的情况，往往需要争分夺秒进行救助，所以这个时候一定要保持镇静，有效利用时间，积极营救。

>>>现场急救的四个基本环节

现场评估

现场评估时要确保对伤病人员或其他人无任何危险,迅速使伤病人员脱离危险场所,尤其在交通、工厂等事故现场。

初步检查伤病人员

判断其神志、气管、呼吸、脉搏等是否有问题,必要时立即进行现场急救和监护,使伤病人员保持呼吸道通畅,并根据实际情况采取有效的止血、包扎伤口、骨折固定、防止休克、预防感染、止痛等措施。

呼救、呼叫救护车

继续施救,一直坚持到救护车或其他施救者到达现场接替为止,并向其详细说明伤病人员的病情和已经采取的急救措施。

再次检查伤病人员

如果没有发现危及伤病人员的体征,可作第二次检查,以免有遗漏。

家庭急救必备的小药箱

　　每个家庭通常都会有一个小药箱，以便对常见疾病和跌打损伤进行紧急处理。一般来说，急救药箱的内容物可分为工具性器材、消耗性器材及药品三大类。

>>> 工具性器材

工具性器材	具体用途
体温计	测量体温：水银温度计、红外线耳温枪等均可，但要注意各种体温计的正确使用方法
血压计	测量血压：一般常见的有电子式或水银式血压计，其中，水银式血压计的测量结果比较准确，但操作比较困难，所以建议优先使用电子式血压计
小型手电筒	·用来查看比较深的伤口 ·检查眼睛、喉咙、耳道等部位 ·检查眼睛瞳孔的大小、对光的反射等
处理伤口或包扎的器具	·绷带剪：通常是钝头型设计的剪刀，可防止伤到皮肤 ·镊子：用于夹出酒精棉或异物，建议选用钝头型设计的镊子
喂药器、小量杯或者量勺	给小孩子喂药时使用
热水袋、冰袋	热敷或冷敷时使用

>>> 消耗性器材

消耗性器材	具体用途
消毒纱布	用来包扎伤口，通常选择医用纱布，2寸纱布的使用频率最高
绷带	用来把纱布固定在伤口上，各种宽度的绑带都可以备一些
胶带	用来固定敷料或绷带，例如纸胶带、减敏胶带等，如果对纸胶过敏，就可考虑使用减敏胶带
普通棉签、消毒棉签	小包装、经过灭菌的长棉签，用来蘸消毒药水涂伤口带碘伏的消毒棉签，可拿出来直接使用，更方便
创可贴	用于处理小伤口非常方便
酒精棉	用于消毒皮肤表面或器械

>>> 必备的基础药品

药品	具体用途
碘伏	用于伤口消毒
生理盐水	小范围内清洗伤口、黏膜
消炎药膏	用于涂抹皮肤，防止伤口发炎感染，如四环霉素、新霉素等，准备一两种即可
感冒用药	可根据感冒的不同症状备一两种儿童、成人感冒药
退热药	6个月以内的孩子备用对乙酰氨基酚 6个月以上的孩子备用对乙酰氨基酚或布洛芬 成人备用布洛芬、感康等
口服补液盐	腹泻时，特别是水样便的时候用于补充腹泻时丢失的水分和电解质
生理盐水喷鼻剂	在鼻塞时可以湿润鼻腔，缓解不适
蚊虫叮咬用药	用于被蚊虫叮咬后涂抹患处
医师建议准备的其他药物	家庭成员如患有发作性疾病，医师都会开一些预防性或是发作时需要紧急服用的药物

必须掌握的急救初级检查

紧急救助人员在现场应迅速对伤病人员进行一次初级检查，以了解其是否存在致命的伤情、病情。

>>> 第一步：确保环境安全，适合抢救

😶 评估现场安全

在急救之前，首先要确保现场是安全的。评估现场情况要冷静、快速、准确，因为事故现场往往存在着潜在的危险，所以，施救者在施救前不能贸然进入现场，而需评估现场的危险因素，对存在的危险因素要有完善的应对办法和防护措施。

😶 保障自身安全

施救者在救助别人之前一定要确保自身安全，不要把自己置于危险的境地，更不能在未确定安全的情况下盲目地去救助伤病人员。同时要量力而为，不要兼顾过多，要注意充分发挥个人能力。

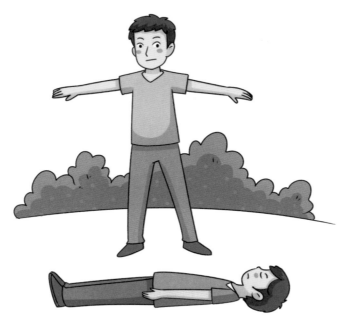

>>>第二步：判断伤病人员的意识情况

首先判断伤病人员有无意识。

1.判断成人意识：轻拍患者双肩，并大声呼叫"先生/女士，你怎么了"，若有回应，则为有意识，若无回应，即为无意识。

2.判断婴儿意识：拍击足底。婴儿无动作及应声，即判断为无反应、无意识。

如果伤病人员无意识，表示已陷入昏迷。

清醒程度的分级

0级：呼唤无任何反应；

1级：呼吸时有肢体运动或净眼、头颈部移动；

2级：有1级的表现同时能张口伸舌；

3级：有2级的表现并能说出自己的年龄或姓名；

4级：有3级的表现并能认识环境中的人或自己所处的位置。

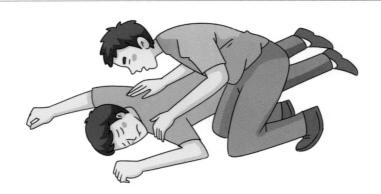

>>>第三步：判断伤病人员的呼吸是否正常

1.正常人呼吸次数。

人群	呼吸次数（次/分钟）
正常成人	12～20
正常儿童	20～25
正常婴幼儿	25～30
正常新生儿	30～45

2.检查呼吸的具体方法。

①施救者的脸颊贴近伤病人员的口鼻3cm左右，感受一下有无气息呼出。（见图 I ）

②食指、中指并拢，触摸伤病人员颈侧的颈动脉搏动处，同时用耳朵听听有无呼吸的声音。（见图 II ）

图 I

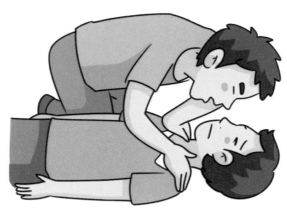

图 II

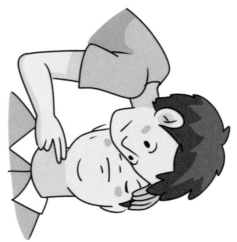

●如果能感受到正常的呼吸，且呼吸规律，速度不会过快或过慢，则判定为呼吸正常。

●如果能感受到正常的呼吸，但频率不规则，则判定为呼吸不顺畅。

●如果呼吸时有打鼾声，表示气管有堵塞物，以致呼吸困难。

3.伤者已无呼吸的急救法。

①先检查气管是否有阻塞物，可将伤者的头部上仰，让气管畅通。

②如果确定伤者的气管无阻塞物，但仍无呼吸，则立刻进行人工呼吸（见18页）。

>>> 第四步：判断伤病人员的心跳是否正常

判定伤病人员心跳，应选择大动脉来测定脉搏有无搏动。

可检查颈动脉，用右手的中指和食指从喉结处划向近侧颈动脉搏动处约2.5cm。

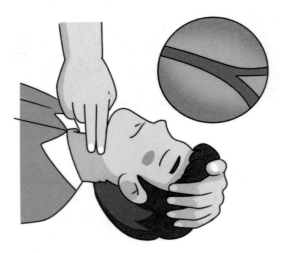

人群	正常心跳次数（次/分钟）
正常成人	60~100
1~8 岁儿童	80~120
1 岁以下婴儿	120~140

成年人每分钟心跳60~100次之间都属正常，但如果成人安静时每分钟心跳超过了100次，医学上就算作"心动过速"；少于60次的，则是"心动过缓"。

掌握急救术

>>>急救必会——心肺复苏术

⊜ 什么是心肺复苏术

心肺复苏术简称CPR，是指对于一些突发性心跳呼吸停止的伤病人员，采取人工心脏按压、人工呼吸等抢救措施，使伤病人员恢复心跳与呼吸，抢救其生命的一种方法。

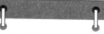

1.内容：人工心脏按压、人工呼吸。

2.目的：恢复伤病人员呼吸。

3.适用对象：由多种原因引起的呼吸停止、心跳骤停的人。

⊜ 心肺复苏术一般操作流程及注意事项

◆ **第一步：评估事故现场安全。**

观察现场的安全情况，如：有无火灾、坍塌等危及到救助者及伤病人员生命安全的情况。若有，则需立即转移伤病人员至安全地方，再进行心肺复苏术。

◆ **第二步：判断伤病人员意识。**

轻拍	轻拍伤病人员双肩，对老人应减轻力度，对婴儿可采取挠脚底板的方式
呼唤	大声呼喊伤病人员，例"先生/女士，你怎么了"
判断	5秒内伤病人员有反应，则意识存在，继续检查其他情况；否则，立即进入下一步

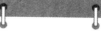

呼唤时要做到"指明，渐强，勿近"

· 指明：指明伤病人员身份，即有指明性词语，先生、女士等。

· 渐强：呼唤声音由弱到强。

· 勿近：脸不要靠近伤病人员，防止伤病人员突然醒来时受到惊吓。

◆ **第三步：呼救，拨打120。**

1.若周围有人

①表明身份。

②拨打急救电话：明确具体地址，也可请人协助拨打120，并将信息反馈回来。

③寻求帮助。

2. 若周围无人：先拨打120，再进行后续操作。

◆ **第四步：摆正伤病人员体位。**

应使伤病人员仰卧在坚硬的水平地面上，如果放在太软的水平床面做按压可能达不到效果。若伤病人员俯卧或侧卧，应一手护颈，一手护腰，使伤病人员的头颈躯干在同一平面内转动至呈水平仰卧体位。

◆ **第五步：判断呼吸、心跳。**

一听	听伤病人员鼻息	两者同时进行，在5~10秒内判断，不超过10秒
二看	看伤病人员胸廓起伏	
三触	触摸伤病人员颈侧的颈动脉搏动处	计时方式：1001、1002……（原因：因为人在紧张时语速加快，数完1001时间间隔刚好是1秒。）

如果没有呼吸或者没有正常呼吸（即只有喘息），应立刻急救。

◆ **第六步：胸外按压。**

1.使伤病人员仰卧在水平坚硬的平面上。

2.跪在伤病人员任意一侧。

3.寻找按压位点。

①两乳头连线中点。

②肋骨交叉处（即剑突）上二指处。

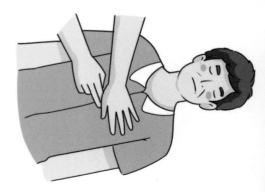

4.进行胸外按压。

频率：100~120次/分钟。

深度：5~6cm（感到有明显阻力即可，老人、儿童适当改变力度）。

计数方法：01，02，03，……，30，以两位数方式计数，保证频率一致。

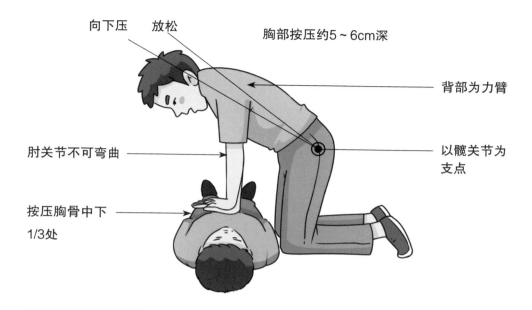

向下压　放松　　　胸部按压约5～6cm深

背部为力臂

肘关节不可弯曲

以髋关节为
支点

按压胸骨中下
1/3处

胸外按压时，应等伤病人员胸廓完全回弹后再次按压，整个过程中，掌根不得离开其胸廓。

◆ 第七步：开放气道。

1.清除呼吸道异物。具体办法：

①观察口腔有无异物。

②用两手拇指轻拉伤病人员下巴，使其嘴部张开，双手食指、中指应护在耳旁。

③清理口腔异物：用伤病人员的衣物或纸巾清理其口腔内的异物。

如果异物早期梗阻在喉、气道声门和大气管内，及时采用一些简单的清除方法，完全有可能将异物排出，使呼吸道畅通。

2.开放气道、维持气道通畅是复苏的关键。

单人施救时，应在进行30次按压后，再开放伤病人员的气道，并进行2次人工呼吸。安置伤病人员仰卧于地上或硬板上，施救者位于其左侧，通畅气道。

具体方法：

①仰头提颏法：即一手置于前额，使头后仰，另一手的食指与中指置于下颏，使下颏尖、耳垂的连线与地面垂直（儿童抬下巴60°，婴儿抬30°），但要注意不要压迫伤病人员喉咙处，以防压迫气道，不要使颈部过度伸展。同时清除伤病人员口腔、鼻腔内的异物。

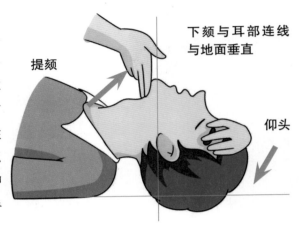

提颏

下颏与耳部连线与地面垂直

仰头

②如果有外伤时，采用推举下颌法：双手置于伤病人员头部两侧下颌角（是在人的脸部双侧外观上来看就是耳垂下方的骨头），肘部支撑在伤病人员躺的平面上，用力向前上方托起下颌，并使头向后仰。

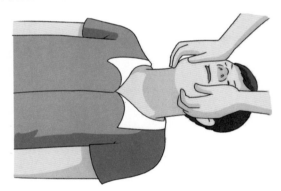

◆ **第八步：进行人工呼吸。**

具体方法：

1.可使用呼吸面膜、透气纱布、纸巾或布料等进行隔离防护，将上述物品平铺在伤病人员口上。

2.左手手肘着地，左手小鱼际（手掌小拇指的根部）轻按伤病人员额头，拇指和食指捏住其鼻翼；右手食指、中指轻提起其下颌角（是在人的脸部双侧，外观上来看就是耳垂下方的骨头）。

3.吹气：深吸一口气，用自己的嘴完全包住伤病人员的嘴，吹气，同时用余光观察胸廓起伏；松开鼻翼，胸廓完全回落后，捏鼻翼进行第2次吹气。

◆**第九步：心肺复苏循环。**

反复进行胸外按压和人工呼吸，直至伤病人员恢复心跳和呼吸。如果这时取来了自动体外除颤器（AED），则可使用AED进行急救，依照语音提示操作即可。

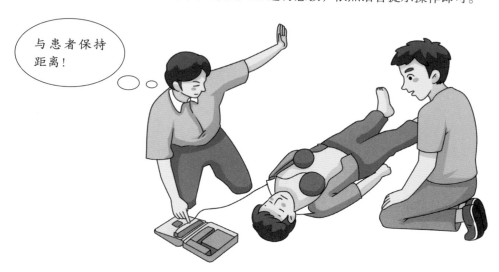

◆**第十步：复原侧卧位。**

如果有心跳和呼吸的伤病人员，需要进行复原卧位操作。

具体方法：

1.施救者跪在伤病人员胸旁，把他的双腿平放，再把靠近自己那边的上臂向外横放，手肘成直角弯曲，手掌向上。

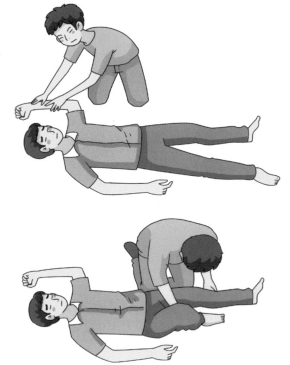

2.施救者用手拉起、提高伤病人员对侧膝部，直至伤病人员的脚掌平放在地上。

3.施救者挪动同侧的伤病人员下肢，压在对侧足前部，固定。

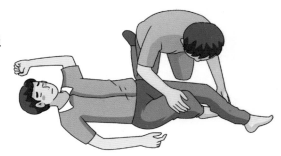

4.施救者一手固定伤病人员膝部，一手握住对侧手，牵拉手臂横放胸前，手背紧贴另一侧的面颊。

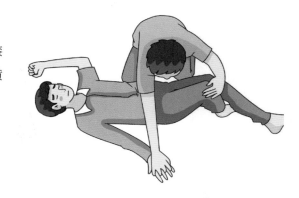

5.施救者把伤病人员向自身方向拉动，使其呈侧卧姿势。

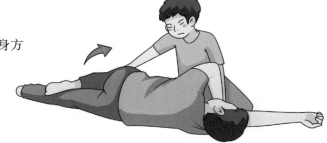

6.将伤病人员的头部后仰，保持气道通畅。调整伤病人员在上方的大腿，使髋关节和膝关节呈一直角，以防止其身体前倾。

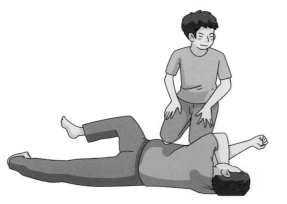

>>> 关键时刻救命术——海姆立克急救法

什么是海姆立克急救法

海姆立克急救法是应对气道异物梗阻的急救方法，由美国医生海姆立克发明。在1974年，海姆立克医生运用这个方法成功抢救了一名因食物堵塞呼吸道而发生窒息的患者，从此该法在全世界被广泛应用。

海姆立克急救法适应证及原理

适应证：异物卡喉。由于异物落入气管，造成窒息或严重呼吸困难。

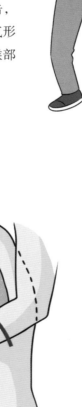

症状表现：突然呛咳、不能发声、喘鸣、呼吸急促、脸色紫，严重者出现意识丧失甚至呼吸、心跳停止。

原理：利用气流冲击出异物。

腹部膈肌下软组织（腹腔和胸腔之间），被突然冲击，产生向上的压力，压迫两肺下部，从而让肺部残留的空气形成一股气流，这股气流长驱直入气管，能将堵住气管、喉部的异物冲出，使人获救。

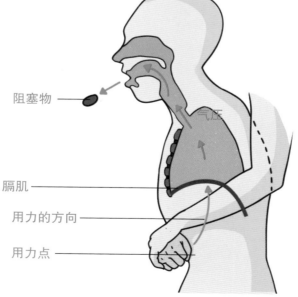

阻塞物

气压

膈肌

用力的方向

用力点

🈺 具体操作方法

◆伤病人员有意识，取站位或坐位

　　1.施救者站在伤病人员身后，从背后用双臂环其腰腹部，一手握拳，拳心向内按压于伤病人员肚脐和肋骨之间的部位。

　　2.另一手成掌，捂按在拳头之上，双手急速用力向里、向上快速挤压，反复实施，直至阻塞物吐出为止。

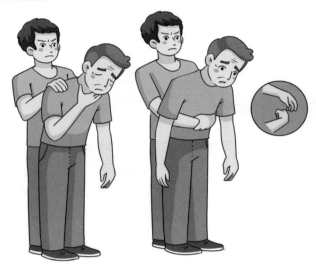

◆伤病人员躺倒在地，昏迷状态

　　1.施救者托住伤病人员背部使之仰卧，两腿左右分开跪于其臀部两侧。

　　2.一手以掌根按压伤病人员肚脐与肋骨之间的部位，另一手掌覆盖在自己的手掌之上，用力向前上方迅速挤压，反复至异物吐出。

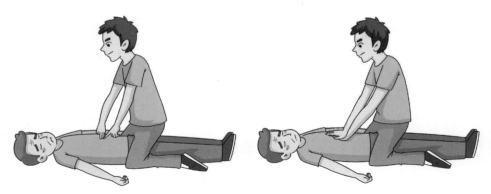

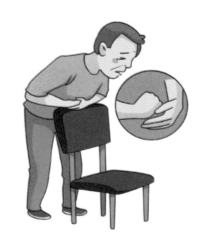

◆自救

借助圆角（任何钝角物件都可以用来挤压腹部，使阻塞物排出）或椅背，用自己的拳头和另一只手掌快速挤压腹部。

😑 特殊人群的海姆立克急救法

◆1岁以下婴儿

具体方法：

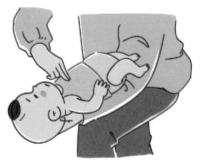

1.使患儿平卧，面向上，躺在较硬的地面或床板上，施救者跪下或立于其足侧，或取坐位，并使患儿躺在施救者的两大腿上。施救者用两手的中指或食指，放在患儿胸廓下和脐上的腹部，快速向患儿头的方向压迫，但要很轻柔。重复进行直至异物排出。

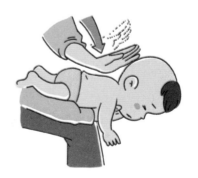

2.如果异物还没吐出，可以让患儿面朝下，一手托住患儿的下颌，头自然下垂，小臂托住身体，另一只手拍打背部。随时观察患儿嘴里有没有东西出来，如果有，施救者及时用手指将异物勾取出来，千万不要捅。

不要将患儿双脚抓起倒吊从背部拍打，不仅无法排出异物，还可能造成颈椎受伤。若是液体异物，应先畅通其呼吸道，再吹两口气，若气无法吹入，则怀疑有异物堵住呼吸道。

◆2岁以上儿童

具体做法：

1.救助者跪在孩子背后，双手放于孩子肚脐和胸骨间，一手握拳，另一手包住拳头。

2.双臂用力收紧，瞬间向内上方按压孩子腹部，持续几次挤按，直到阻塞物吐出。

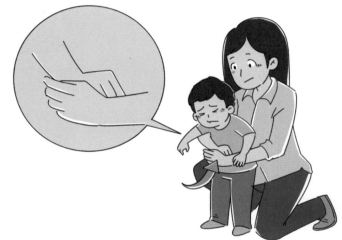

◆孕妇及肥胖人群

具体做法：

极度肥胖者及孕晚期女性发生呼吸道异物堵塞，应当采用胸部冲击法，姿势不变，只是将左手的虎口贴在患者胸骨下端，注意不要偏离胸骨，以免造成肋骨骨折。

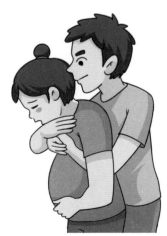

>>>其他常见急救操作技术

☺ 怎样测量体温

◆用水银体温计测量

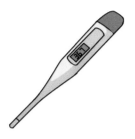

1.腋测法：先将伤病人员腋窝的汗液擦干，然后把体温表甩到 36℃以下，将水银端放在患者腋窝处，让患者夹紧，测量5分钟后读数，正常值为 36 ~ 37℃。

2.口测法：将消毒过的体温计放置于伤病人员舌下，紧闭口唇，用鼻呼吸，放置5分钟后读数，正常温度为36.2 ~ 37.2℃。

3.肛测法：伤病人员取侧卧位，将肛门体温计头涂上润滑剂，徐徐插入肛门，深达体温计长度的一半为止，放置5分钟后读数，正常温度为36.5 ~ 37.7℃。一般多用于婴幼儿及神志不清的伤病人员。

◆用红外体温枪测量

将测温镜头对着伤病人员额头部位3 ~ 5cm处，按一下测量键，1秒就可以测量出体温结果。建议测量3次左右，取平均值。

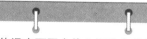

正常体温在不同个体之间略有差异。
一般女性在月经前及妊娠期体温稍高于正常。
老年人因代谢率稍低，体温相对低于青壮年。

☺ 怎样测量呼吸次数

呼吸次数，是了解一个人身体状况的常用指标，在家庭急救中至关重要。

具体方法：

呼吸的动作包括吸气和呼气，一般可通过直接观察胸部的起伏来观察呼吸动作，从而测量呼吸次数。测量时需要测足60秒。

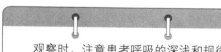

观察时，注意患者呼吸的深浅和规律，呼吸是否费力。

☺ 怎样测量血压

具体方法：

伤病人员取仰卧或坐位，测量一侧的肘部、血压计与心脏在同一水平，用标准血压计测量患者动脉血压。

正常成人收缩压（高压）为 90~139 毫米汞柱（12~18.5千帕），舒张压（低压）为60~89 毫米汞柱（8~11.9千帕），收缩压与舒张压之差（脉压）为30~40 毫米汞柱（4~5.3千帕）。

怎样测量脉搏

1.触摸桡动脉检查成人和儿童脉搏：应将三指尖放在伤病人员腕横纹上方拇指一侧，可感觉到桡动脉搏动。

2.触摸肱动脉检查婴儿脉搏：将两指尖放在伤病人员上臂内侧的中间并向骨头（肱骨）上按压，可感觉到肱动脉搏动。

3.触摸颈动脉检查意识丧失者的脉搏：先摸到伤病人员喉结，再将两指尖放在喉结和颈部肌肉之间的凹陷处，可感觉到颈动脉搏动。

检查时要注意脉搏是否规律，是否过快或过慢、忽快忽慢、忽强忽弱等。

怎样进行冷敷

1.适应证：

①皮肤表面受伤导致的肿胀、疼痛。

②用于外伤骨折之后，缓解局部疼痛和肿胀进一步加重。

③患者发热时用于物理降温。

2.冷敷用具：

冰袋或冰水混合物。

3.冷敷方法

①冰袋冷敷：在冰敷袋里装入半袋（或1/3袋）碎冰或冷水，把袋内的空气排出，放在伤病人员患处。每次敷15~20分钟。

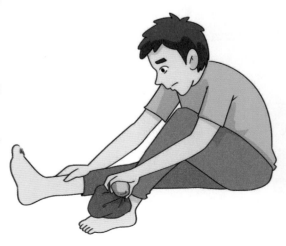

②冷湿敷法：把毛巾放在冷水或冰水内浸湿，拧干敷在患处，最好两块布交替使用。若降体温时，可用毛巾或纱布包上冰块，进行冷敷，敷后用毛巾擦干，每次敷15~20分钟。

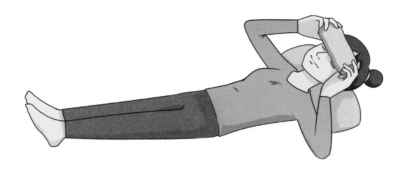

● 冷敷时间不能过久，一般每次15~20分钟。

● 冷敷过程中随时观察皮肤变化，如发现皮肤苍白、青紫、麻木感等情况，应停止冷敷，以免造成冻伤。

● 在全身冷敷中，若伤病人员有打寒战、脉搏变快、呼吸困难、面色改变等症状时，应停止冷敷。

怎样进行热敷

1.适应证：一般用于急性损伤的后期和慢性损伤，以扩张血管、改善局部血液循环、促进局部代谢。

2.热敷用具：热水袋、金属水壶、玻璃瓶、炒热盐、热毛巾等。

3.热敷方法

①干热敷法：将热水袋（或者玻璃瓶、金属水壶、热盐袋）中灌入2/3容量的60~70℃的热水，盖紧袋口，隔着一层毛巾敷于患部，每次热敷20~30分钟，每日3~4次。

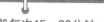

②湿热敷法：把两块毛巾浸在热水盆内，轮流取出并拧至半干，测试温度是否适当（热度适当才能敷于患部），5分钟更换1次，敷20~30分钟即可，每日可敷3~4次。

>>> 基本创伤救命术

😷 止血

血液是维持生命的重要物质，出血严重的伤员的急救，只要稍拖延几分钟就会危及生命。因此，外伤出血是最需要急救的危重症之一，止血急救最为关键。

◆不同血管类型的出血

血管分为动脉、静脉和毛细血管，所以，出血根据损伤的血管类型可分为动脉出血、静脉出血和毛细血管出血。

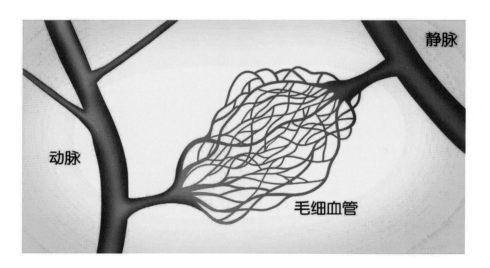

出血的血管	出血特点
动脉出血	动脉血氧含量高，呈鲜红色 压力高，出血流速快，一旦出血可呈涌泉状或随心搏节律性喷射 大动脉出血可导致循环血容量快速下降
静脉出血	静脉血氧含量少，呈暗红色 压力较低，出血速度较慢，但大静脉管径较粗，一旦受损，也会有大量血液涌出
毛细血管出血	任何出血都包括毛细血管出血，血液呈鲜红色 出血速度比较快，但出血量一般不大 身体受到撞击可引起皮下毛细血管破裂，导致皮下淤血

◆ 出血部位

出血部位	出血特点
皮下软组织内出血	由于跌打损伤、挫伤所致，形成血肿、瘀斑，短期内可自愈
内出血	见不到出血，一般是血液由破裂的血管流入组织、脏器或体腔内（如胸腔内、腹腔内和颅腔内），只能根据伤病人员的全身或局部症状来判断，如面色苍白、吐血、腹部疼痛、便血、脉搏快而弱等，情况较严重，现场无法处理，需急送医院处理
外出血	体表可见到出血，血液经皮肤损伤处流出体外

◆ 止血法

1.指压止血法

●适应证：中等以上的动脉出血，如头部、颈部和四肢外伤出血。

●具体方法：用手指或手掌压住出血血管（动脉）的近心端，使血管被压在附近的骨头上，从而中断血流，快速止血。

止血时要准确掌握动脉压迫点，保持伤处抬高；压迫力度要适中，压迫10～15分钟，以伤口不出血为准。

①指压颞浅动脉

●适应证：适用于一侧头顶、额部的外伤大出血。

●具体方法：一手固定伤员头部，另一手拇指对准下颌关节压迫颞浅动脉（位于同侧外耳门上方，颧弓根部），压向下颌关节。

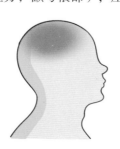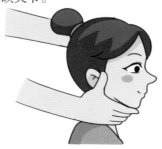

②指压面动脉

●适应证：适用于一侧颜面部外伤大出血。

●具体方法：用一手的拇指和食指分别压迫双侧下额角前约1cm的凹陷处，压向下颌骨面，阻断面动脉（同侧下颌骨下缘，下颌角前端）血流。

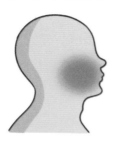 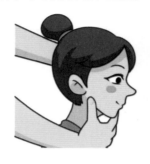

③指压枕动脉

●适应证：适用于头后部出血。

●具体方法：用一只手固定伤病人员头部，另一手的四指压迫耳后与枕骨粗隆之间的凹陷处，压向枕骨面，阻断枕动脉（耳后乳突下面稍外侧）的血流。

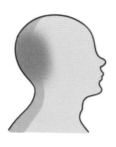 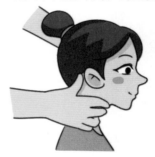

④指压肱动脉

●适应证：适用于前臂、手部的止血。

●具体方法：用拇指压迫伤侧肱动脉末端，或用拇指或其余四指压迫上臂内侧肱二头肌内侧沟处的搏动点，用力按压至少15分钟。

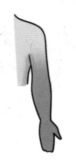 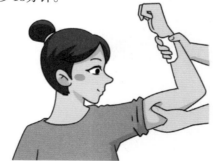

⑤指压桡、尺动脉

●适应证：适用于手部出血。

●具体方法：用两手的拇指分别压迫伤侧手腕两侧的桡动脉（在前臂外侧，即拇指这一侧）和尺动脉（在前臂内侧，即小指这一侧），止血。

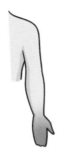 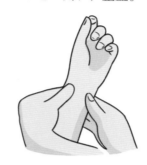

⑥指压指（趾）动脉

●适应证：适用于手指（脚趾）大出血。

●具体方法：用拇指和食指分别压迫手指（脚趾）两侧的指（趾）动脉，阻断血流。

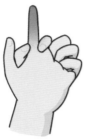 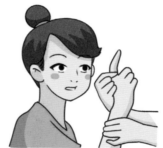

⑦指压股动脉

●适应证：大腿以下出血。

●具体方法：伤病人员应该处于坐位或卧位，施救者用两手的拇指用力压迫伤肢腹股沟中点稍下方的股动脉，阻断血流。

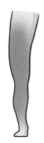 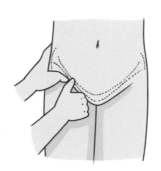

⑧指压足背、胫后动脉

●适应证：足部出血。

具体方法：用两手的拇指分别压迫伤脚足背中部搏动的胫前动脉（足背皮肤皱纹中点，压向跖骨）及足跟与内踝之间的胫后动脉（跟骨和内踝之间，压向跟骨），阻断血流。

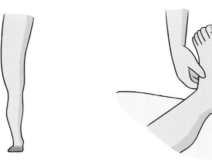

2.直接压迫止血法

●适应证：用于较小伤口的出血急救方法。

●具体方法：用无菌纱布直接压迫伤口处，压迫约10分钟即可。

3.加压包扎止血法

●适应证：用于各种伤口，是一种比较可靠的非手术止血法。

●具体方法：先用无菌敷料覆盖伤口，再用纱布、棉垫放在无菌敷料上，然后用绷带或三角巾加压包扎。

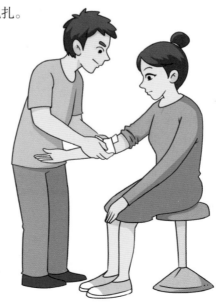

包扎时需要注意松紧要适宜，既能止血，又不阻断肢体的血流。

如果在没有急救包的情况下，可用手边的干净布类，覆盖填压伤口后加压包扎。

4.加垫屈肢法

●适应证：用于前臂和小腿的出血急救。

●具体方法：在肘窝、腘窝处加垫（如一卷绷带），然后强力屈曲肘关节、膝关节，再用三角巾或绷带等绑紧固定。

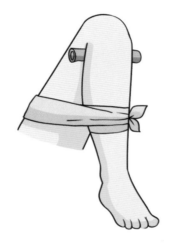
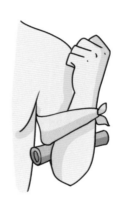

已经有或怀疑有骨折或关节损伤的人员禁用此法。

5.填塞止血法

● 适应证：用于颈部和臀部较大而深的伤口止血急救。

●具体方法：先用无菌纱布塞入伤口内，如果一块纱布止不住出血，可再加纱布，最后用绷带或三角巾绕颈部至对侧臂根部包扎固定即可。

6.止血带止血法

●适应证：只适用于四肢出血，当其他止血法不能止血时才用此法。

止血带的几个类型：橡皮止血带（橡皮条和橡皮带）、气性止血带（如血压计袖带）、布条止血带、卡扣止血带。

●具体方法：

①橡皮止血带：左手在离带端约10cm处，用拇指、食指和中指紧握，使手背向下放在扎止血带的部位，右手持带中段绕伤肢一圈半，然后把带塞入左手的食指与中指之间，左手的食指与中指紧夹一段止血带向下牵拉，使之成为一个活结，外观呈"A"字型。

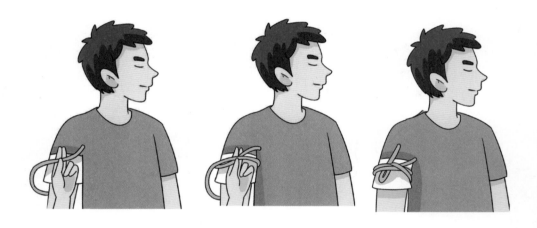

②气性止血带：使用血压计袖带，把袖带绕在需扎止血带的部位，然后打气至伤口停止出血即可。

③布条止血带：将布条绕伤处一圈，打个蝴蝶结；取一根小棒（铅笔等细棒物即可）穿在布条圈内，将小棒依顺时针方向绞紧，将绞棒一端插入蝴蝶结环内，最后拉紧活结，并与另一头打结固定。

布料止血带因无弹性，要特别注意压力要适度，以防止肢体损伤。

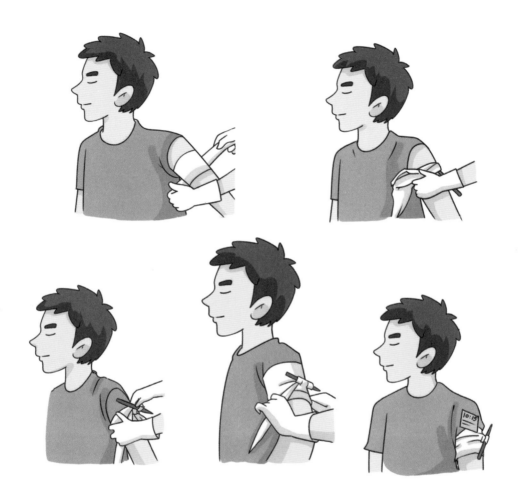

④卡扣止血带：将止血带放在伤处上方的适当位置，将卡扣扣紧，只要松紧度适当即可，操作简单方便。

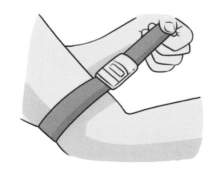

止血操作时的注意事项

1.判断伤病人员的出血部位及出血量，采取对应的止血方法。

2.记录止血急救的时间，注意定时放松止血带，要缓慢，防止血压波动或再出血。

7.内出血处理

对有较大内出血的伤病人员，应保持安静不动，呈头低足高体位，有条件先输液，并迅速去医院抢救。

包扎

包扎是外伤急救处理的重要措施之一，及时正确的包扎，可以帮助压迫止血、保护伤口、减少疼痛、降低感染，以及固定敷料和夹板等。

◆包扎原则

● 快，即包扎动作迅速、敏捷。

● 准，即包扎部位准确、严密。

● 轻，即包扎动作轻柔，避免碰撞伤口。

● 牢，即包扎牢靠，不能过紧或者过松。过紧，影响血液循环；过松，纱布容易脱落。

◆包扎伤口前的清洁

1.清洁伤口前，如果伤病人员意识清醒，尽量对其讲清目的，这样既能取得同意和配合，又可以避免其因害怕或疼痛发生晕厥等意外情况。

2.如果伤口周围皮肤不干净，混有泥土等，应先用清水洗净，然后用75%酒精消毒创面周围的皮肤。注意涂擦酒精时要由伤口边缘开始，逐渐向周围扩大消毒区。

> 清洁伤口时，如有大而易取的异物，可考虑取出；如果是深而小又不易取出的异物，切勿勉强取出，以免把细菌带入伤口或增加出血。如果有刺入体腔或血管附近的异物，不能轻率地拔出，以免损伤血管或内脏，引发危险。

3.伤口清洁后，可进行包扎。如果是黏膜处小的伤口，可撒上消炎粉，但是大面积创面不要涂撒药物。

◆绷带包扎注意使用原则

● 急救人员必须面向伤病人员，取适宜位置。

● 必须先在创面覆盖消毒纱布，然后使用绷带。

● 包扎时左手拿绷带头，右手拿绷带卷，以绷带外面贴近局部。

● 包扎时应由伤口低处向上，通常是由左向右、从下到上进行缠绕。

●包扎绷带不宜过紧，以免引起局部肿胀；也不宜太松，以免滑脱。

●为了保持肢体的功能位置，一般包扎手臂时要弯着手臂绑，包扎腿部时要直着腿绑。

◆绷带包扎方法

1.螺旋包扎法

●适应证：常用于四肢粗细不等的受伤部位。

●具体方法：在伤口部位下方处先用纱布固定，然后螺旋由向下而上包扎，下一个压着上一个绷带的1/3～2/3，到上部的位置可以反折固定。再往下包扎，最后撕开纱布打结固定。

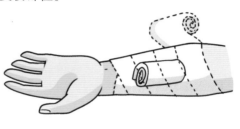

2.环形包扎法

●适应证：用于肢体较小部位的包扎，或用于其他包扎法的开始和终结。

●具体方法：打开绷带卷，把绷带斜放在受伤部位，用手压住，将绷带绕肢体包扎一圈后，再将带头反折过来，然后继续绕圈包扎，第2圈盖住第1圈，包扎4圈即可。

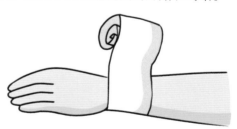

3."8"字包扎法

●适应证：多用于关节受伤位置的包扎。

●具体方法：先用环形包扎法开始，然后在关节弯曲处上下两方，一圈向上一圈向下呈"8"字形来回缠绕。每圈在弯曲处与前圈相交，同时根据情况与前圈重叠或压盖1/2。再以环形包扎法结束。绷带折返处应尽量避开患者伤口。

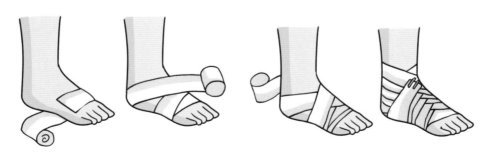

4.螺旋反折包扎法

●适应证：适用于前臂胖瘦不均匀、不规则的位置包扎。

●具体方法：先用环形包扎方法两圈固定，再环形向上，每缠绕一圈折返一次。折返时按住绷带上面正中央，用另一只手将绷带向下折返，再向后绕并拉紧，每绕一圈时，遮盖前一圈绷带的2/3，绷带折返处应尽量避开患者伤口，最后撕开绷带固定。

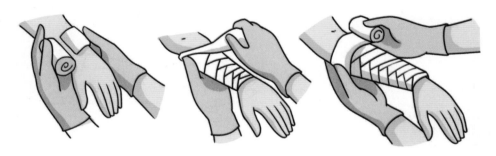

◆三角巾包扎法

三角巾包扎法一般适用于较大创面、固定夹板、手臂悬吊等情况。在使用三角巾包扎法时，需要注意：边要固定，角要抓紧，中心伸展，敷料贴实。

1.普通头部包扎

●将三角巾的底边叠成约两横指宽，边缘置于伤病人员的前额两眉梢上处，顶角向后。

●三角巾的两底角经两耳上方，拉向头后部交叉，并压住顶角。

●再绕回前额打结。

●顶角拉紧，折叠后掖入头后部交叉内。

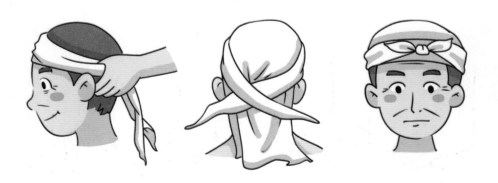

2.上肢包扎

●将三角巾折叠成燕尾式，两燕尾角相等，燕尾夹角约100°。

●披在双肩上，燕尾夹角对准颈后正中部。

●燕尾角过肩，由前往后包肩于腋前或腋后，与燕尾底边打结。

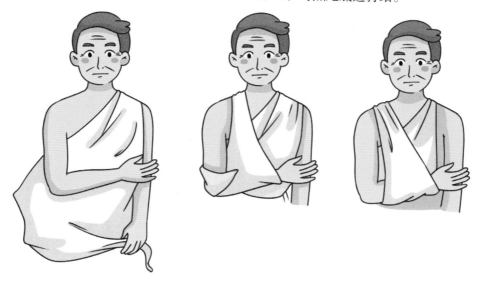

3.胸部包扎

●将三角巾折叠成燕尾式，两燕尾角相等，燕尾夹角约100°。置于胸前，夹角对准胸骨上凹。

●两燕尾角过肩于背后，将燕尾顶角系带，围胸与底边在背后打结。

●将一燕尾角系带拉紧绕横带后上提，再与另一燕尾角打结。

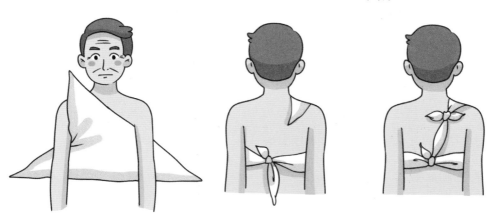

4.腹部包扎

●三角巾底边向上，顶角向下横放在腹部。

●两底角围绕到腰部后打结。

●顶角由两腿间拉向后面与两底角连接处打结。

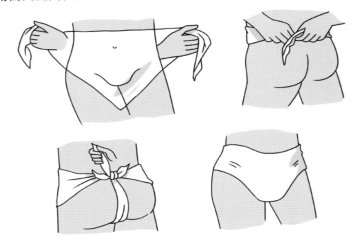

5.单侧臀部（腹部）包扎

●将三角巾折叠成燕尾式，燕尾夹角约60°朝下对准外侧裤线。

●伤侧臀部的后大片压着前面的小片。

●顶角与底边中央分别过腹腰部到对侧打结。

●两底角包绕伤侧大腿根打结。

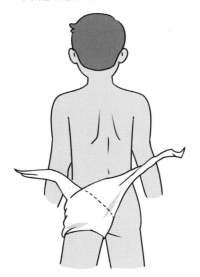
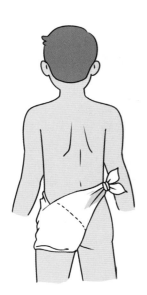

6.手(足)包扎

●三角巾展开，手指或足趾尖对向三角巾的顶角。

●手掌或足平放在三角巾的中央。

●指缝或趾缝间插入敷料，将顶角折回，盖于手背或足背。

●两底角分别围绕到手背或足背交叉。

●在腕部或踝部围绕一圈后，在手背或足背打结。

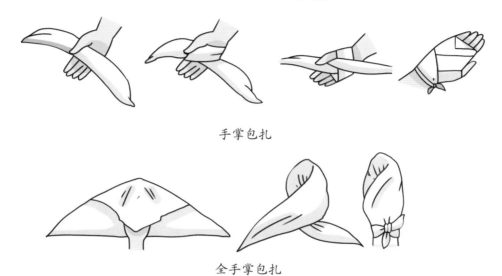

手掌包扎

全手掌包扎

7.膝部（肘部）带式包扎

●将三角巾折叠成适当宽度的带状。

●将中段斜放于伤部，两端向后缠绕，返回时两端分别压于中段上下两边。

●包绕肢体一周后打结。

⊟ 固定

固定是针对骨折的急救措施，可固定受伤部位的活动，减轻疼痛，避免骨折端因移位而损伤血管、神经，同时便于伤员的搬运。常用的固定材料有木制夹板、塑料夹板、颈托等。

◆前臂骨折的固定方法

1.用夹板时：可把两块夹板分别放在前臂的掌侧和背侧，可在伤员患侧掌心放一团棉花，让伤员握住掌侧夹板的一端，使腕关节稍向背屈，再用三角巾将前臂固定悬挂于胸前。

2.无夹板时：将伤侧前臂屈曲，手端略高，用三角巾悬挂于胸前，再用一条三角巾将伤臂固定于胸前。

用夹板时   无夹板时

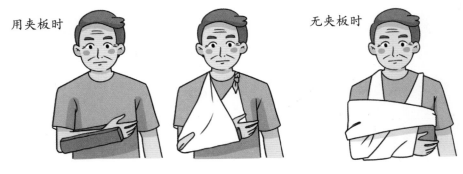

◆上臂骨折的固定方法

1.有夹板时：将伤肢屈曲贴在胸前，在伤臂外侧放一块夹板，垫好后用两条布带将骨折上下两端固定并吊于胸前，然后用三角巾（或布带）将上臂固定在胸部。

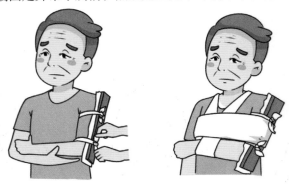

2.无夹板时：将上臂自然下垂用三角巾固定在胸侧，再用另一条三角巾将前臂挂在胸前。也可先将前臂吊挂在胸前，再用另一条三角巾将上臂固定在胸部。

◆**小腿骨折的固定方法**

1.有夹板时：将两块长度相等的夹板置于小腿两侧，夹板长度应从大腿中段到脚跟，在膝、踝关节垫好后用绷带分段固定。

2.无夹板时：将两腿并列对齐，在膝、踝部垫好后，用绷带分段将两腿固定，再用"8"字形绷带固定脚部，使脚掌与小腿成直角。

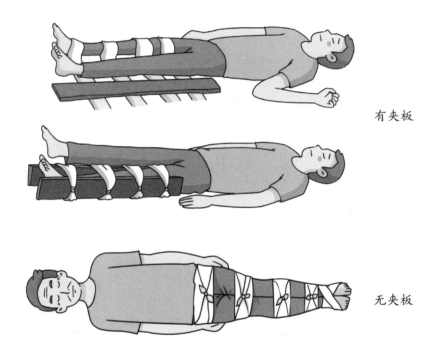

有夹板

无夹板

◆**大腿骨折的固定方法**

1.有夹板时：将一块夹板置于伤肢外侧，其长度应从腋下至脚跟；将另一块夹板置于伤肢内侧，长度应从大腿根至脚跟；垫好膝、踝关节后用绷带分段固定。

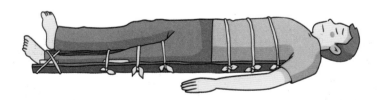

2.无夹板时：与小腿骨折的固定方法相同。将两腿并列对齐，在膝、踝部垫好后，用绷带分段将两腿固定，再用"8"字形绷带固定脚部，使脚掌与小腿成直角。

◆**锁骨骨折的固定方法**

1.让伤者坐直挺胸，施救者用一膝顶在伤者背部两肩胛骨之间，两手把伤者的肩逐渐往后拉，使胸尽量前挺。

2.在伤者两腋下垫棉垫，用两条三角巾分别在两肩关节紧绕两周，在中央打结。打结时应将三角巾用力拉紧，使两肩稍向后张。

3.打结后将伤者两肘关节屈曲，两腕在胸前交叉，用另一条三角巾在平肘处绕过胸廓，在胸前打结固定。

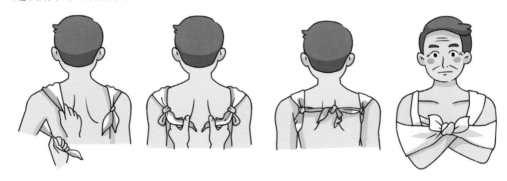

◆**脊椎骨折的固定方法**

1.先进行加压包扎。

2.固定：由4～6人用手分别扶托伤者的头、肩、背、臀、下肢，动作一致将伤者抬到硬木板上。

●颈椎骨折：伤者应仰卧，尽快给伤者上颈托，无颈托时可用沙袋或衣服填塞头、颈部两侧，防止头左右摇晃，再用布条固定。

●胸椎骨：伤者应平卧于硬木板上，用布条固定。

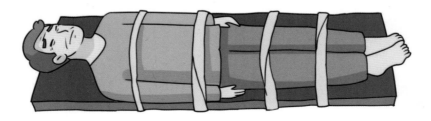

●腰椎骨折：伤者应俯卧于硬木板上，用衣服等垫塞颈、腰部，用布条将伤者固定在木板上。

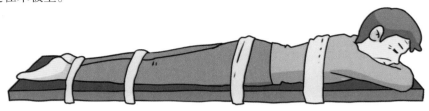

注意事项

1.有创口的伤员应先止血、消毒、包扎，再进行固定。

2.固定前应先用棉花、毛巾、布料等软物铺垫在夹板上，以免损伤皮肤。

3.用绷带固定夹板时，应先从骨折的下部缠起，以减少患肢充血水肿。

4.大腿、小腿及脊柱骨折者，不宜随意搬动，应临时就地固定。

5.固定的时候应松紧适宜。

6.完成包扎与固定后应坚持伤员肢体远端供血情况，如远端动脉搏动消失，提示包扎固定过紧，应适度放松绷带。

🔘 搬运

正确的搬运对伤病人员的抢救、治疗和预后都至关重要。如果搬运方法不对，很可能会造成二次伤害。

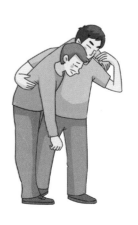

◆单人搬运

1.扶持法

●适应证：适用于病情较轻的伤病人员。

●具体方法：施救者一手将伤病人员搭在自己肩上的手拉住，另一手扶住伤病人员腰部，随其缓慢移动。

2.抱持法

●适应证：适用于年幼的伤病人员或者体轻者，没有骨折，伤势不重，适合短距离搬运。

●具体方法：施救者一手抱住伤病人员的背部，另一手托住膝关节，然后将其抱起，伤病人员的一臂搭在施救者的肩上。

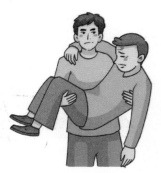

3.背法

●适应证：适用于老幼、体轻、清醒的伤病人员。除了心脏病人、哮喘病人以及胸部创伤者。

●具体方法：施救者先蹲下，将伤病人员的上肢拉在自己的胸前，使伤病人员前胸紧贴施救者的背部，施救者托住伤病人员的大腿中部，使其大腿向前自然弯曲，施救者站立后，身体略向前，倾斜行走。

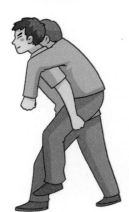

4.驮法

●适应证：适用于没有骨折或内脏损伤的虚弱患者。

●具体方法：将伤病人员的头放在自己的肩上，穿过其双臂腋下，慢慢让伤者站起。然后用自己的左手抓住伤者右手腕，屈膝弯身，将伤者横放在自己的肩上同时借势站起，自己的右手握住伤者右手。

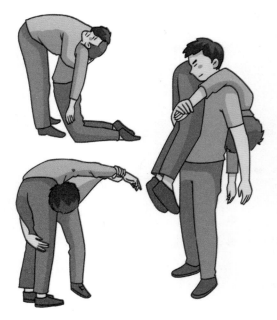

◆双人搬运法

1.椅托式

●适应证：适用意识清醒的伤病者。

●具体方法：两名施救者分别在伤病人员两侧，两人单膝跪地，将一手伸入伤病人员大腿之下并互相握紧，另一手交叉扶住其背部。然后两名施救者同时站起，行走时保持步调一致。

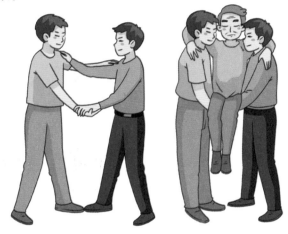

2.拉车式

●适应证：适用于意识不清的伤病人员。

●具体方法：一人站在伤病人员头后，两手插到伤病人员腋下将其抱在胸前，一人站在伤病人员两腿间，用双手抓住伤病人员的两膝关节，再慢慢抬起。两名施救者一前一后地行走。

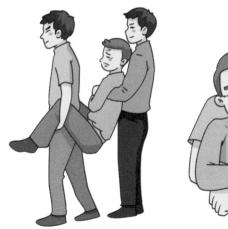
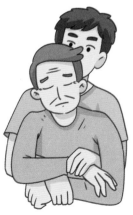

3.平托式

●适应证：适用于脊柱骨折的伤病人员。

●具体方法：两名施救者站在伤病人员同侧，一人用手臂抱住其肩、腰部，另一人用手抱住其臀部，齐步平行走。

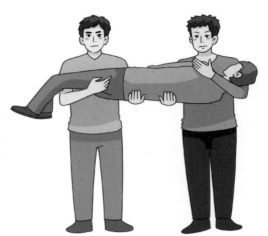

◆ 卧式三人搬运法

●适应证：适用于可能存在脊柱损伤的伤病人员。

●具体方法：多名施救者同站于伤病人员的一侧，第一个人以外侧的肘关节支持伤病人员的头颈部，另一肘置于其肩胛下部；第二个人用双手自腰至臀托抱；第三个人托抱大腿下部及小腿上部。搬运的过程中三人行走要协调一致。

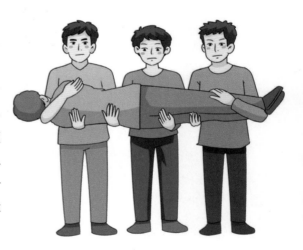

搬运注意事项

1.搬运动作要轻柔。

2.搬运过程中注意保护颈部和腰部。

3.搬运时要平托受伤肢体。

4.搬运时要随时观察伤病人员的病情变化。

家长会急救，孩子更安全

处于快速成长期的儿童，他们对外界的事物充满好奇，由于认知能力的不足，他们很容易受到意外伤害，同时儿童身体免疫力的不足，又容易使他们患上各类疾病。当紧急情况发生时，父母只有掌握了正确的急救措施，才可以立即排除或减轻孩子的伤病，也能够为医生的紧急救治提供帮助，甚至挽救孩子的生命。

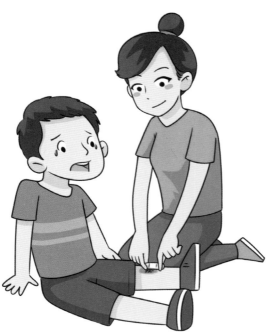

孩子生病忌忙乱 对症急救有疗效

高热惊厥：
高热，抽搐，意识丧失

伴随症状：双眼球凝视、斜视、发直或上翻

高热惊厥，是一种儿童常见疾病，是指体温突然升高所致的惊厥情况。一般发生高热惊厥时患儿体温多在38.5～39℃以上，发病年龄在出生3个月～6岁。家长需要掌握一定的急救处理方法，迅速给患儿退热，并及早送医院治疗。

😑 了解病因，判断病情

◆ 惊厥的病因

1.小儿的神经系统发育尚未成熟。

2.遗传因素，患儿近亲中约40%～58%有高热惊厥或癫痫史。

惊厥的病因		常见疾病
感染性疾病	颅内感染	脑膜炎、脑炎、脑脓肿等
	颅外感染	上呼吸道感染、中毒性脑病等
非感染性疾病	颅内疾病	原发性癫痫、占位性病变、颅脑损伤畸形、新生儿窒息、颅内出血、脑发育异常等
	颅外疾病	中毒、水电解质紊乱、低血糖、阿-斯综合征及高血压脑病、尿毒症等

◆ 惊厥的症状表现

1.一般首先出现发热情况，随后发生惊厥，惊厥多出现在发热后12小时内，体温快速达38.5℃以上，患儿突然出现短暂的抽搐，伴有意识丧失，抽搐的程度并不与体温成正比。

2.患儿抽搐期间眼球固定、上翻、斜视，头向后仰，牙关紧闭，全身性或局限性抽搐，意识丧失，严重者颈部强直、脸色发紫。

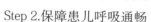 **急救方法**

Step 1.让患儿平卧于平坦处

将患儿快速放在床上，将枕头去掉，保持平卧，将头偏向一侧，保障患儿周围不能有其他物品，在此期间要避免紧抱、摇晃、掐人中、呼唤患儿或用力按压身体。

Step 2.保障患儿呼吸通畅

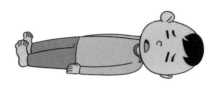

●及时打开房间的窗户，保持室内通风和空气新鲜；

●解开患儿领口或比较紧的衣服，让患儿保持呼吸畅通；

●及时把患儿的呕吐物清理干净，避免误吸，注意不要强行探入患儿口中或往口中放任何东西，如勺子、毛巾等，以免造成呼吸道堵塞。

Step 3.给患儿降温

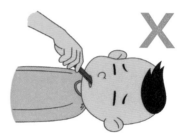

家长采用冷湿毛巾对患儿的额头、腋窝、腹股沟、腘窝等处进行湿敷，每3~5分钟更换一次，进行物理降温。

Step 4.做好相关记录

记录患儿发热情况、惊厥持续时间、患儿发作症状等情况，为医生后续的诊断提供依据。

Step 5.拨打120，紧急就医

就医途中保持气道通畅，严密观察患儿脸色、嘴唇颜色。

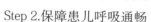 **愈后护理**

1.注意患儿的体温波动，及时降温，避免再次出现高热情况。

2.让患儿适当多饮水，注意饮食清淡。

小儿急性喉炎：声音嘶哑，犬吠样咳嗽，呼吸困难

伴随症状：发热、烦躁不安、鼻翼煽动、出冷汗、脉搏加快

小儿急性喉炎是喉部黏膜的急性炎症，多由病毒或细菌感染引起，冬春季发病，一般容易发生在6个月至3岁的婴幼儿。由于孩子的喉腔比较小，发病时嗓子肿胀容易导致呼吸道阻塞。家长需要紧急采取对策，以免危害到孩子的生命。

🔲 急性喉炎的典型症状

1.小儿急性喉炎发病前一般没有任何先兆症状，起病较急，病情较快。有一部分患儿常在半夜里发病，表现为阵阵咳嗽、声似破竹，喉中呼噜作响，好像有痰咳不出，并逐渐出现呼吸困难。

2.严重的患儿一般表现有面色发青、烦躁不安、鼻翼扇动、出冷汗、脉搏加快等症状，具备三凹征（吸气时锁骨上窝、胸骨上窝、肋间隙明显凹陷）。

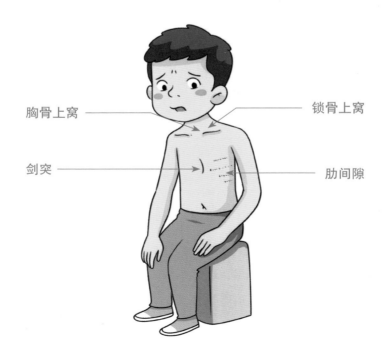

胸骨上窝　　　　　　　　　　　锁骨上窝

剑突　　　　　　　　　　　　　肋间隙

3.多数患儿都有不同程度的发热，多为轻中度发热，高热少见。白天发热情况比较轻，而夜间会加重。

急救方法

一旦发现孩子出现急性喉炎的症状，家长一定要保持镇静，不要惊慌，安抚好孩子，避免孩子哭闹，以免加重呼吸困难。然后立即就医，及早进行药物治疗，以便控制病情。

特别注意：不能随便给患儿服用止咳药，因为有些止咳药，不仅不对症，反而容易引起排痰困难，从而加重呼吸道阻塞，甚至耽误治病的机会。

如果家长遇到孩子出现以下情况，需要及时就医，不能盲目在家自行服药。

1.呼吸困难明显加重；

2.呼吸急促，心跳加快；

3.意识模糊，烦躁哭闹；

4.嘴唇、手指、脚趾发青；

5.声音嘶哑，出现犬吠样咳嗽和"空-空"样咳嗽；

6.发热，持续性不退热。

愈后护理

1.观察患儿病情，尤其是夜间，如果病情加重应及时就医。

2.注意饮食清淡，多给患儿喝温热开水，以减轻喉咙干燥的情况。

3.注意开窗通风，保持空气新鲜，避免室内有其他异味。

4.室内保持一定的湿度，对缓解患儿咳嗽有帮助。

5.患儿病情好转后，可以带患儿进行适当户外活动，以增强体质，提高抗病能力。

6.起居有常，避免着凉而再次发病。

7.注意气候变化，及时增减衣服，避免受寒受热。

8.在感冒流行期间，尽量减少外出，减少病毒感染。

小儿突发哮喘：喘息，气促，呼吸困难，紫绀

伴随症状：胸闷、烦躁不安、语言不连贯

小儿突发哮喘是儿童常见的慢性气管炎症，发病率高，常表现为反复发作，严重影响患儿的生长发育、学习和生活。由于一些家长和患儿不能正确处理突发情况，最终发展为哮喘，严重者造成肺功能受损，丧失体力活动能力，甚至致命。

📷 小儿哮喘的典型症状

病情程度	症状表现
轻度发作	不影响患儿活动，说话成句，能平卧，无发绀
中度发作	精神烦躁、焦虑或嗜睡，呼吸和（或）心率加快，呼吸困难，说话不成句，口唇发绀，难以平卧，出现以上中的任何1项即为中度发作；轻度发作初始治疗后效果不佳，或症状虽有缓解，但维持时间短于4小时
重度发作	呼吸衰竭，严重缺氧

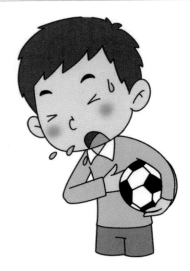

☺ 判断病情，正确急救

1.发作前，一般伴有咽喉发痒、胸闷、干咳等症状，家长不要紧张，要注意安慰患儿，帮助患儿缓解焦虑情绪，及时平复心情，以免加重哮喘。

2.发作时，让患儿坐直，身体微微向前倾，这样有利于呼吸，缓解哮喘引起的呼吸困难。

3.使用哮喘药物：哮喘患儿应该随身带有治疗哮喘的喷雾剂，同时家中也应配备治疗哮喘的药品，以便在哮喘急性发作时第一时间吸入药物，快速平喘。

4.严密观察病情和吸入喷剂后的反应，如果短时间仍无法缓解，须立即送医急救。

☺ 愈后护理

1.保持室内空气清新，避免室内有各种刺激患儿病发的气味。

2.室内温度不宜偏低，特别是天气转凉时，家长要为患儿穿衣保暖，户外活动时需穿上外套。

3.注意饮食清淡，忌食生冷、辛辣、甜腻及易过敏食物，以免刺激气管，引发哮喘。食物选择松软且容易消化的，注意营养均衡。

4.空气不好的时候，不宜带患儿外出，更加不要去环境污染严重的地方，以免诱发哮喘。

5.平时注意多饮水，可帮助稀释痰液。

6.多锻炼，增强体质。教孩子多做呼吸训练，如吹哨子、吹气球、大声唱歌等，增加肺活量，当哮喘发作时，可减轻喘息症状。

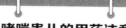

哮喘患儿的用药注意

●孩子发生急性哮喘后，症状得到缓解、控制后也需要坚持用药，不能自行减少药量或者停药，以免影响病情好转。

●用药过程中家长要时刻注意患儿病情，如有加重须及时就医。

●注意孩子吸入性药物的使用，谨遵医嘱，以保障治疗效果。同时，雾化吸入性药物后注意漱口、洗脸等，以减少药物在口腔和面部的沉积。

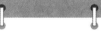

小儿肠绞痛：
腹部胀痛难忍，哭闹不止

伴随症状：腹部胀而紧张，双腿向上蜷起

小儿肠绞痛是小儿急性腹痛中最常见的一种，此病可见于任何年龄段的小儿，以 5~6 岁最为多见，一年四季均可发病。主要由于小儿肠胀气或者痉挛所致。患儿主要表现为突然性大声哭叫，可持续几小时，也可为阵发性。

😊 根据症状判断病情

1.腹痛忽然发作，持续数分钟至数十分钟，时发时止，反复发作。

2.腹痛主要在肚脐周围，腹部胀痛不让按。

3.腹痛较轻，患儿能够忍受，没有太痛苦的表现，生长发育正常。这些情况一般都是良性肠绞痛，无需治疗。

4.严重腹痛，伴有发热、剧烈疼痛，患儿面色发白，满头大汗，哭闹不止，身体蜷起，不能缓解的情况。这种情况，需要及时就医。

注意安抚宝宝情绪

当宝宝肠绞痛发作的时候，会出现哭闹的情况，这个时候家人，尤其是妈妈一定不要急，更不要呵斥宝宝，要耐心安抚，给宝宝温暖和安全感。

😊 急救方法

1.改变抱姿。

让患儿直立起来趴在家长的肩膀上，屈曲患儿下肢，给患儿的肚子一定的压迫，同时安抚患儿的情绪，可以让部分患儿肠绞痛的症状得到缓解。

2.腹部热敷配合按摩。

让患儿平卧，用温毛巾热敷腹部5~10分钟，然后按顺时针方向绕脐进行腹部按摩，可促进排气排便，缓解腹胀。

3.严重排便排气困难的患儿可用开塞露辅助排气排便，如果仍不能缓解，需要及时就医。

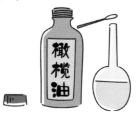

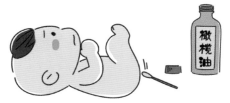

①将开塞露的尖端封口剪开，作为润滑，涂上一些橄榄油。

②让患儿仰卧或左侧卧，在肛门处涂上一些橄榄油。

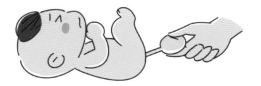

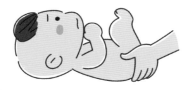

③将开塞露颈部缓缓插入直肠内约2cm，轻轻挤压挤入药液。

④拔出开塞露颈部后，家长用双手夹住孩子臀部5~10秒钟，以免药液溢出。

😷 愈后护理

1.尽量让患儿吃些易消化的食物，忌生冷、甜腻、刺激性强的食物。

2.如果是哺乳期患儿，需要改良哺乳方式。哺乳时，先喂空一侧乳房，让患儿同时摄取富含乳糖的前奶及富含脂肪的后奶，可以预防因患儿消化乳糖的酵素较少所导致的肠绞痛。对牛奶蛋白过敏的患儿建议使用水解配方奶粉。

3.注意患儿腹部保暖，每天晚上用暖水袋或者热毛巾热敷患儿腹部，可缓解症状。

4.改变睡姿，睡觉的时候，可以用枕头将患儿保持在侧卧位，或是让他俯卧在热水袋上，侧卧的姿势对患儿的腹部有一定压迫，可以缓解腹部疼痛。

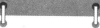

　　孩子出现肠绞痛时，家长需要先考虑是否有病理原因，如肠胃的病变等。确定没有病理原因，就需要在平时生活中耐心安抚和掌握正确的喂养方法，避免肠绞痛的反复发作。

小儿肠套叠：阵发性哭闹，疼痛，呕吐，血便

伴随症状：腹部包块、果酱样血便、脱水、电解质紊乱
精神萎靡不振、嗜睡、反应迟钝

肠套叠是小儿常见的腹部急症之一，是指某段肠管凹陷入其远端的肠管腔内。一般患儿在1岁以内，尤以5~9个月的孩子最常发生，男孩比女孩患病概率大。

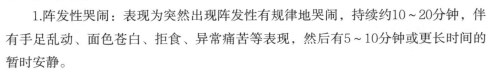

🔵 根据症状判断病情

家长应该及时了解并判断孩子是不是患了肠套叠，及时作出判断。

1.阵发性哭闹：表现为突然出现阵发性有规律地哭闹，持续约10~20分钟，伴有手足乱动、面色苍白、拒食、异常痛苦等表现，然后有5~10分钟或更长时间的暂时安静。

2.呕吐：起初的呕吐物一般是奶汁、乳块或其他食物，随着病情加重，可能出现胆汁样物，1~2天后转为带臭味的肠内容物，提示病情严重。

3.腹部肿块：严重的患儿腹部会有隆起，用手摸会有较明显的异物感。

4.血便：这是肠套叠最明显的表现，多发生在发病6个小时之后，患儿会排出稀薄黏液或者呈胶冻样、果酱样血便。

🔵 急救方法

如果确定是肠套叠，务必及时就医，不能耽误。

🔵 愈后护理

1.饮食以温热、清淡、营养为主，如果条件允许，还可以给患儿补充一些高蛋白、高铁食物。忌食过于坚硬、粗糙、油腻、辛辣等不易消化的食物。

2.注意不要让患儿吃得过饱，减轻胃肠负担。

3.密切观察病情的恢复情况，严格遵医嘱，定期带孩子进行复查。

4.避免腹部受凉，防止气候变化引起肠道紊乱。

急性胃肠炎：
腹泻腹痛，发热，脱水

伴随症状：恶心、呕吐、腹胀

　　小儿急性胃肠炎是一种常见的急性胃肠道疾病，是胃肠黏膜的急性炎症，一般由细菌、病毒感染或喂养不当所致。婴幼儿胃肠道功能比较差，对外界感染的免疫力低，稍有不适就十分容易发病。

根据症状判断病情

病情程度	症状表现
轻度	一天大便5~8次，有轻微发热但无脱水现象
中度	一天大便超过10次，发高热，大便为水样、泥状，细菌性带有黏液，有脱水现象
重度	一天大便在15次以上，水样大便喷射而出，有重度脱水现象，即皮肤干燥、眼球凹陷、眼圈发黑、小便减少、口渴、烦躁不安等

急救方法

　　1.如果患儿是由于消化不良引起的胃肠炎，家长可以通过调整饮食，选择清淡易消化食物，同时配合服用乳酶生、酵母片等帮助消化的药进行治疗。在此期间做好胃肠保暖，注意饮食。

　　2.如果出现吐泻不止，则说明病情比较严重，需及时补充水和电解质，最好是服用"口服补液盐"，避免脱水。同时须立即送医急诊或拨打120急救电话。

愈后护理

　　1.急性期，家长最好给患儿喝一些白粥，粥要熬得烂一些，尽量不吃其他食物。

　　2.患儿病情好转后可以吃青菜粥，青菜不要纤维太高的，肉类等不容易消化和容易胀气的食物少吃，以免引起腹胀、腹痛。

　　3.病情恢复期，饮食上宜吃些清淡、软烂、温热的食物，避免油炸、生冷、坚硬的食物以及多纤维食物。

秋季腹泻：多次腹泻，呕吐，水样便，脱水

伴随症状：发热、腹胀、腹鸣、腹痛、恶心

秋季腹泻，主要以轮状病毒感染为主。10~12月是秋季腹泻的高峰期。这些病毒在患儿体内一般有1~2天的潜伏期，主要集中在小肠，会引起肠道损伤，影响水和食物的消化吸收，时间长了，就会腹泻。

😐 根据症状判断病情

1.发病时，大多数患儿会出现一些类似感冒等呼吸道感染症状，比如流鼻涕、发热等，其中一些患儿还伴有呕吐症状。

2.呕吐常发生在发病前1~2天，随后出现腹泻。

3.腹泻每天5~10次甚至10多次，大便像水或者蛋花汤一样，呈花绿色或乳白色，可有少量黏液，无脓血，无腥臭味。

如何区分秋季腹泻与普通腹泻

秋季腹泻	VS	普通腹泻
·发热在先，伴随着呕吐，接着就会腹泻。 ·大便为稀水样或蛋花样，无臭味，一天的排便次数非常多，大便中水分居多，接着会出现严重的烦躁、口渴等症状。		·大便的次数迅速增多，大便一般呈糊状，并带有腐食气味。 ·伴有发热、腹痛、食欲不振、手脚凉等症状。

😐 急救方法

1.及时就医，确认病因。家长将患儿的大便存放于塑料瓶或保鲜膜中（不可以直接用纸尿布送检），并在2小时内送至医院检查。

2.及时补液，防止脱水。及时给患儿喂口服补液盐水，少量多次服用，每2~3分钟喂1次，每次用小勺喂10~20毫升，这样积少成多，4~6小时就能纠正脱水。如果患儿腹泻严重，脱水明显，就要及时就医，用静脉输液的方法补液。

3.调理饮食。一般不推荐禁食，严重患儿需要遵医嘱进行饮食调理。

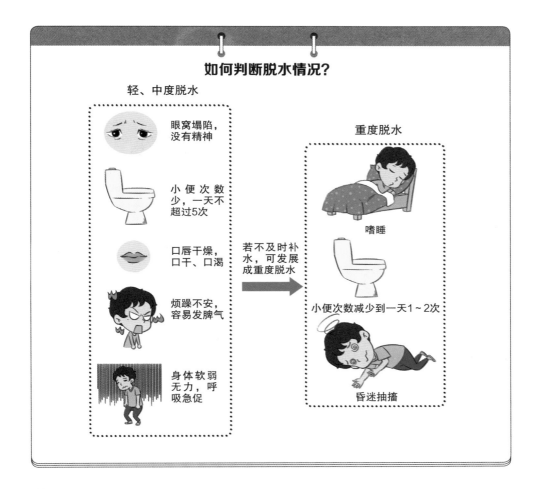

如何判断脱水情况？

轻、中度脱水

眼窝塌陷，没有精神

小便次数少，一天不超过5次

重度脱水

口唇干燥，口干、口渴

烦躁不安，容易发脾气

若不及时补水，可发展成重度脱水

身体软弱无力，呼吸急促

嗜睡

小便次数减少到一天1～2次

昏迷抽搐

🔋 愈后护理

1.平常尽量给孩子吃易消化的食物以及有营养的食物。

2.时刻注意腹部保暖，避免受寒。

3.多喝水，促进血液循环的正常运转和大肠蠕动。

4.对孩子肛门及肛门周围进行悉心的护理，大便完后，一定要清洗干净，有臀红的可涂抹护臀膏。

5.要注意家庭卫生，孩子奶瓶及餐具要彻底消毒；孩子饭前要用肥皂洗手，家长多用肥皂洗手。

6.注意饮食卫生，吃新鲜的食物，蔬菜和水果要彻底清洗。

手足口病：手足口有疱疹或溃疡，高热，惊厥，嗜睡

伴随症状：口痛、厌食、呕吐、烦躁、哭闹、咳嗽

小儿手足口病是由病毒感染引起的以口腔、手足部位疱疹为特点的一种传染病。病毒在体内的潜伏期多为2~10天，平均3~5天，继而发病。大多数患儿预后良好，部分可出现致死性脑病、肺出血和心肌炎等并发症，危及生命。

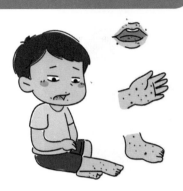

🔲 根据症状判断病情

发病初期
孩子会出现类似感冒的症状，如咳嗽、流鼻涕、烦躁、哭闹等，多数不发热或低热，所以也常被误诊为感冒。

症状明显期
发病1~3天，口腔黏膜、上腭及舌面可出现多处小水疱或溃疡，同时手、足、臀、臂、腿等部位出现零散斑丘疹，后转为疱疹，水疱周围可有炎性红晕，水疱内液体较少。这些疹子不痛、不痒。

转归期
体温下降，如果没有感染，一般2~5天内水疱逐渐干燥，形成深褐色结痂，脱痂后不留瘢痕，无色素沉着。

危重症的表现有以下几种情况，需立即就医

1.高热不退、精神萎靡、嗜睡、易惊跳；年龄大一点的患儿，可能会出现哭闹、头痛、呕吐，甚至惊厥、昏迷等表现。

2.呼吸出现问题，表现为呼吸浅表、呼吸急促、呼吸困难，小婴儿会随着吸气的动作使肋骨下缘出现凹陷，同时伴有鼻翼扇动、口周发干、剧烈咳嗽、咳粉红色泡沫样的痰液等。

3.出现循环障碍，如皮肤发花、四肢发凉、出冷汗、手指甲、脚指甲青紫等。

🖥 急救方法

1.判断孩子病情，一般该病潜伏期为2～7天，所以密切接触病人的婴幼儿需医学观察7天以上。

2.如果是手足口病，轻症患儿可不住院，但必须居家治疗、注意观察。

3.如果出现发热、精神差、肢体乏力或震颤、气促等表现，尤其年龄在3岁以下，病程在7天以内的，需去医院留院观察。

4.本病如无并发症，预后一般良好，多在一周内痊愈。

🖥 愈后护理

1.患儿应留在家中，隔离护理，避免外出。

2.患儿用过的玩具、餐具或其他用品应彻底消毒，患儿的粪便需经含氯的消毒剂消毒2小时后倾倒。

3.注意室内空气新鲜，温度适宜，定期开窗通风，每日进行空气消毒。

4.应保持口腔清洁，餐后用温水漱口，预防细菌继发感染。

5.患儿注意卧床休息，多饮温开水。

6.饮食注意清淡、可口、易消化。患病期间尽量以流质食物为宜，不要给宝宝吃辛辣、容易上火、油腻、不容易消化的食物。

7.患儿衣着应宽大、柔软，经常更换，床铺应平整干燥，换洗下的衣物清洗干净后放在阳光下暴晒。

8.如果在患病期间，患儿出现胸闷、气促、疲惫等症状，需要警惕并发心肌炎的可能，要及时就医。

9.及时给孩子打手足口病疫苗，做好预防。

急性沙眼：流泪，畏光，异物感，角膜感染或溃疡

伴随症状：黏液或黏液脓性分泌物

儿童沙眼常为急性发病，在儿童中发病率很高，很多都是由于衣原体感染引起的，潜伏期大概12天。

🔲 根据症状判断病情

患儿早期可无不适感觉，病情发展后多数沙眼有流泪、畏光、痒涩感、异物感、烧灼感和干燥感等症状。少数严重的沙眼可引起很多严重的后遗症与并发症。

🔲 急救方法

1.用0.1%利福平眼药水、0.5%红霉素眼膏等点眼，每日4次，连续治疗3~6个月。

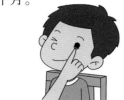 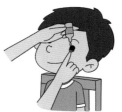 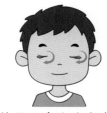

按压下眼睑，露出眼结膜。

滴一滴药水到睑结膜表面。

转动眼球使药液涂满整个结膜。

2.也可用黄连西瓜霜眼药水点眼，每日3~4次。

3.改善个人及环境卫生，毛巾专用，防止接触感染。

4.重症者可去医院进一步诊治。

🔲 愈后护理

1.家长养成良好的卫生习惯，同时教育孩子从小养成爱清洁、勤洗手、讲卫生的习惯。

2.平时要注意保护眼睛，如果觉得眼睛发痒，一定要用干净的手帕擦，不能用手、袖口或衣服角擦眼睛，更不能用别人的毛巾等。

3.注意勤帮儿童剪指甲，时常保持手的清洁。

小儿疝气：腹股沟处有包块，重者肠梗阻、坏死

伴随症状：腹痛、呕吐、排便不畅

小儿疝气是小儿常见的疾病之一，有可能会在出生后数天、数月或数年后发生，主要包括先天性的腹股沟疝和脐疝两种。

根据症状判断病情

轻
　　发病初期，患儿哭闹、剧烈运动、大便干结时，在腹股沟处会有一突起块状肿物，平卧安静时肿物可消失。

　　随着腹内压力的继续增高，肿物可下降到阴囊里。这时如果能解除腹内压增高的因素，并让患儿平卧，或轻轻地将肿物往腹腔方向推送，肿物则可通过睾丸下降时的那条通道返回到腹腔，肿物消失，这种情况称为可复性疝气。

重
　　如果肿物不能返回腹腔，就会出现腹痛加剧，哭闹不止，继而出现呕吐、腹胀、排便不畅等肠梗阻症状，在腹股沟或阴囊内可见椭圆形肿物，质地硬，触痛明显；嵌顿时间久者皮肤可见红肿，若长时间肠管不能回纳，则有可能出现肠管缺血、坏死等严重并发症。

急救方法

1.判断患儿病情，让患儿平躺减轻腹痛情况。

2.及时送医治疗。

愈后护理

1.要尽量让患儿情绪稳定，有个好心情。

2.让患儿多休息，保证充足睡眠。

3.饮食清淡、多样化，保证高蛋白、丰富的维生素、高膳食纤维，以补充营养。

4.坚持适度的锻炼，能够帮助患儿增强体质。

湿疹：剧烈瘙痒，皮肤起红疹、糜烂，感染

伴随症状：皮肤干燥反复发作

小儿湿疹，是一种慢性、复发性、炎症性皮肤病，一般发生在嘴部、腋下、手腕、肘窝、腿部以及颈前这些部位。由于婴幼儿的皮肤娇嫩，保护能力弱，一旦皮肤干燥或受到刺激，就很容易发生湿疹，并迁延至儿童和成人期。

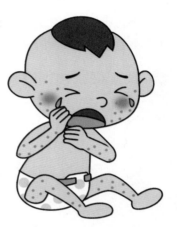

根据症状判断病情

1.患儿的皮肤出现潮红，由于抓挠，继而就会长出红色的小疙瘩，后来小疙瘩上面会长出小水疱，常融合成片，界限不清楚，局部皮肤会变得红肿。

2.患儿出现剧烈瘙痒情况，由于搔抓，会使皮肤形成糜烂面，流水、有浆液渗出及结痂，可并发感染，形成脓疱。

急救方法

1.面积不大、病情较轻的湿疹：家长做好止痒、保湿即可，比如在湿疹处擦儿童霜，或者涂抹炉甘石洗剂止痒。

2.中重度湿疹：家长需要在医师的指导下，根据皮疹部位、形态，以及皮疹的分期来选择正确合适的药物。

愈后护理

1.给患儿清洁皮肤后一定要养成涂抹润肤剂的好习惯，宜选择无色素、无香精的婴儿润肤剂。

2.结痂处切忌硬性揭下，可涂上鱼肝油使结痂软化、慢慢脱落。

3.注意孩子的衣物，不穿化纤类衣物，采用正确的洗澡和护肤方法。

4.要求居室环境温湿度适宜，夏季要通风凉爽，冬季要保暖防干燥，室内避免放一些易导致过敏的物品。

风疹：发热，全身淡红色细小斑丘疹

伴随症状：寒战、耳后淋巴结肿大、颈部淋巴结肿大、咳嗽、咽痛

　　风疹，是儿童常见的一种急性呼吸道传染病，由风疹病毒引起。多见于1~5岁的孩子，冬春季节高发，有一定传染性。

根据症状判断病情

　　初期类似感冒，发热1天左右，皮肤出现淡红色细小斑丘疹；再过1天后皮疹布满全身；出疹1~2天后，发热渐退，皮疹逐渐隐没。皮疹消退后，可有皮肤脱屑，无色素沉着。一般全身症状较轻。

急救方法

　　症状轻微的风疹患儿，不需要特殊治疗。如果症状比较严重，应卧床休息，加强护理，并根据患儿情况，遵医嘱对症处理即可。

　　1.让患儿卧床休息，出疹后需隔离5天，室内开窗通风。

　　2.分泌物、排泄物及接触的用品都要消毒处理。

　　3.饮食宜清淡、有营养，且容易消化，最好是流质或半流质饮食，多喝温开水，补充体内因发热损失的水分。

　　4.体温低于38.5℃的患儿，可采用温水擦浴或洗浴等方法进行物理降温；体温高于38.5℃的患儿，可服用药物退热。

　　5.保持皮肤清洁干燥，避免抓挠。

愈后护理

　　1.接种风疹疫苗，可有效预防风疹。

　　2.风疹流行期间，尽量不要带着孩子去人流密集的公共场所。

　　3.适当的运动，可以增强孩子身体的免疫力。

　　4.饮食清淡、易消化，忌食辛辣、生冷、油腻的食物，多喝水。

　　5.注意饮食及个人卫生，减少病毒感染的机会。

麻疹：发热，双颊麻疹黏膜斑，精神差

伴随症状：上呼吸道炎症、脸部微肿、眼部充血且有大量分泌物

麻疹是儿童常见的急性呼吸道传染病之一，由小儿麻疹病毒感染引起，传染性很强，冬春季节高发。此病的潜伏期是7～14天，发生并发症的概率很高，可并发肺炎。任何年龄均可发病，6个月至5岁小儿多见。

🚊 根据症状判断病情

发展时期	发展时间	症状表现
潜伏期	10～14天	没有明显症状，但也有部分患儿口腔内开始排出麻疹病毒，或短时间出现轻度发热
出疹前期	3～5天	刚开始时表现为类似于感冒，出现咳嗽、流鼻涕、打喷嚏、声音嘶哑等症状，体温徘徊在38～39℃。一般在发热2～3天后，口腔内开始出现像针尖大小、周围有红晕、发白的斑点
出疹期	3～5天	持续发热后的第3～4天：体温可升高到40.5℃，随后耳后、颈部、发际边缘等开始出现稀疏、不规则的红色皮疹 第5天：皮疹向下发展，遍及面部、胸前、后背、上肢 第6天：皮疹累及下肢，同时皮疹逐渐由小块连成片，呈斑状 出疹期间，高热持续不退，脸部微肿，口腔内溃烂，眼部充血并有大量分泌物，有的还会出现呕吐、腹泻的症状
恢复期	3～10天	从第7～10天开始，体温逐渐下降至正常，身体各方面功能开始恢复，红色的皮疹按照出疹的顺序慢慢变成褐色。大概1个月后，红色的皮疹完全消退，皮肤上留有脱屑及棕色色斑

麻疹发病过程图

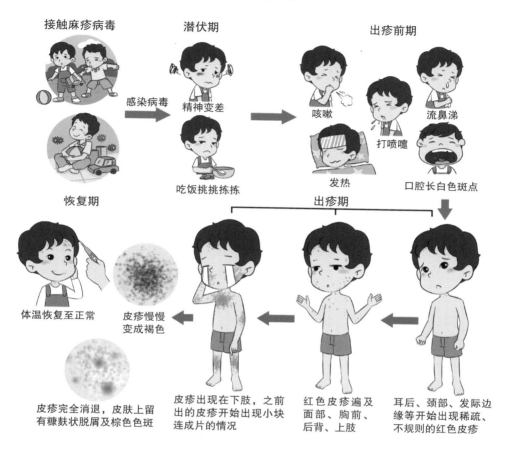

接触麻疹病毒 → 感染病毒 → 潜伏期 精神变差 / 吃饭挑挑拣拣 → 出疹前期 咳嗽 / 打喷嚏 / 流鼻涕 / 发热 / 口腔长白色斑点

出疹期：耳后、颈部、发际边缘等开始出现稀疏、不规则的红色皮疹 → 红色皮疹遍及面部、胸前、后背、上肢 → 皮疹出现在下肢，之前出的皮疹开始出现小块连成片的情况

恢复期：皮疹慢慢变成褐色 → 体温恢复至正常 / 皮疹完全消退，皮肤上留有糠麸状脱屑及棕色色斑

以下情况需要带孩子立即就医

1.比较安静、精神萎靡、胃口差时。

2.流鼻涕严重，有怕光、流眼泪、眼白充血、口腔内有圆圆的小点等症状时。

3.疹子没有顺利出来，而是颜色黯淡且稀疏，没有红色透出来，或者有红色马上又消失时。

4.没有如期恢复，且出现呼吸急促、高热不退、面色苍白或青紫等症状时，应立即就医。

🔲 急救方法

目前还没有治疗麻疹病毒的特效抗病毒药，主要以对症治疗为主。

1.卧床休息，在家中隔离5天，有并发症者需延长至10天。

2.每天定时通风换气，保持室内空气新鲜，但注意避免过堂风，不要让风直接吹到患儿身上。雾霾天空气质量不好时，可在家里使用空气净化器。

3.患儿使用、触摸过的东西要分别清洗、在阳光下晾晒消毒。

4.做好患儿的个人卫生工作：

●注意患儿的口腔卫生，多给婴儿喂白开水，2岁以上的患儿用淡盐水漱口。

●把柔软的毛巾沾湿，轻轻擦掉患儿眼部的分泌物。

●对于鼻腔内的分泌物，可先往患儿的鼻腔里面滴几滴生理盐水，使分泌物软化，然后让其擤出来，再擦掉即可。

●用温水给患儿擦身体，但禁用沐浴露、香皂，也不能用酒精擦拭皮肤。

●勤给患儿修剪指甲，告诉他不要抓挠皮疹，避免造成感染。

●给患儿穿着宽松、柔软的棉质衣服，勤换洗内衣裤，避免穿紧身的衣裤。

5.鼓励患儿多喝温开水、汤或稀释的果汁，饮食宜清淡、易消化又营养丰富，如牛奶、豆浆、稀粥、藕粉、肉菜汤等，少食多餐；忌生冷、油炸、荤腥、辛辣的食物，以及醋、山楂等收敛食物，以免对病情不利。

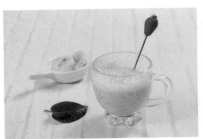

6.高热时：采用物理降温法，也可谨慎地使用小剂量的退热剂，但一定要避免急骤退热，特别是在出疹期。

7.烦躁不安时，剧烈咳嗽时，可遵医嘱使用药物。

8.如果患儿继发细菌感染，可在医生的指导下使用抗生素。

🔲 愈后护理

1.及时接种麻疹疫苗，可预防麻疹病毒感染。

2.居室里的空气保持流通、清新。

3.麻疹流行期间，不要带着孩子去人流密集的公共场所。

4.关注天气变化，及时增减衣服。

5.多进行户外运动，增强体质。

6.均衡营养，提升免疫力。

水痘：发热，斑丘疹、疱疹，高热，嗜睡

伴随症状：红色皮疹、皮肤瘙痒、食欲差

水痘是一种最常见的小儿出疹性传染病，是由水痘病毒引起的，多见于1～6岁的小儿。经呼吸道传染是主要传播途径；另一种是接触传染病源，例如接触其他患儿或者患儿的衣物、餐具等。水痘传染性很强，常在幼儿园、学校等地方流行。

根据症状判断病情

病程	症状表现
出痘期	患儿头皮、脸部、臀部、腹部等部位出现直径为2~3cm的红色皮疹，然后逐渐变成含有透亮液体的小水痘，同时伴有发热的现象
结痂期	出水痘2~3天后，水痘结成黑色的疮痂
恢复期	水痘变成疮痂后1~2周，疮痂脱落，患儿皮肤慢慢愈合，恢复如初

急救方法

1.让患儿卧床休息，在家隔离直至全部结痂，每天至少开窗通风两次。

2.防止患儿抓破痘疹，皮肤瘙痒可局部使用炉甘石洗剂涂抹。

3.若出现皮肤感染，可在医生指导下予以使用外用或口服抗生素。

4.饮食清淡、易消化，多吃新鲜的蔬菜和水果，避免辛辣刺激食物以及发物等。

5.穿着衣物宜宽松、棉质，勤换衣被，温水洗澡。

6.低热患儿可予以物理降温，高热可使用退热药（在医生指导下使用）。

愈后护理

1.注意饮食及个人卫生，降低感染概率。

2.均衡饮食，营养全面，饮食规律，提高免疫力。

3.加强运动，增强体质。

嬉闹受伤别慌张 处理得当有捷径

意外切割伤：伤口整齐，流血较多

伴随症状：伤口面积小、严重的可切断肌肉、神经等，甚至使肢体切离

　　刀、铁片、玻璃片等锐器，造成皮肤及组织的损伤破裂，叫作切割伤。在日常生活中，孩子活泼好动，容易发生切割伤。切割伤的特点是伤口比较整齐，裂口小，但出血较多，周围组织损伤较轻。大部分切割伤（包括撕裂伤）只伤及皮肤或皮下脂肪组织，愈合后不留永久损伤。

😊 较浅的切割伤急救方法

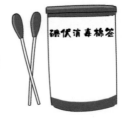

　　1.按压止血。

　　2.用碘伏将伤口周围皮肤进行消毒，确保没有污物、玻璃或者其他异物残留在伤口内。

　　3.涂上红药水，用干净纱布包扎，一般3～5天可愈合。

😊 严重的切割伤的急救方法

　　1.保持冷静。家长保持冷静才能更好地做出决定，也可避免孩子被吓到。

　　2.按压止血。大多情况下，用干净的绷带或布按压住伤口5～10分钟即可止血。如果持续按压了5分钟仍在流血，则需继续按压，并及时就医。

　　3.拨打120急救电话，或紧急送到医院。在拨打120急救电话的同时要安慰孩子，压迫止血，或用干净纱布加压包扎止血。

😊 特别注意

　　1.如果造成切割伤的物品有严重的污染或生锈了，或者伤口被脏东西污染，应到医院急诊处理，并注射破伤风疫苗。

　　2.如果伤口比较深，或者将伤口抬高到高于心脏的位置仍流血不止，也需立刻叫救护车或者紧急送医。

磕伤：伤口疼痛，流血

伴随症状：皮肤破损、红肿

不管男孩还是女孩，都有蹦蹦跳跳满地玩耍的时候，难免会有磕伤的情况。

🚑 小伤口的急救方法

用清水冲掉伤口上的异物，贴上无菌创可贴即可。

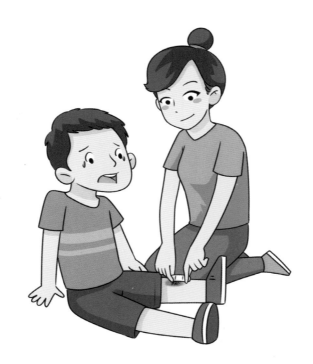

🚑 大伤口的急救方法

1.如果是严重的大量出血，需要立即拨打120急救电话。

2.用干净的纱布按压止血，如果15分钟后仍然出血，再多加一些纱布继续施压。止血后，需要在伤口上包扎无菌绷带。如果血流不止一定持续按压住伤口，直到救护车赶到。

重物砸伤：晕倒，骨折

伴随症状：身体损伤、皮肤破损、持续性疼痛

　　孩子顽皮，在室内或者户外，都可能出现被重物压伤的情况，这时候正确地进行急救处理，对减轻伤害非常关键。

🔧 急救方法

　　1.如果孩子只是身体的局部被重物砸伤，比如手、脚、四肢等，可在确认环境安全的情况下及时搬开重物，查看孩子情况。

　　●如果只是轻微压伤或者擦伤、小伤口，家长及时清理伤口，消毒后进行包扎即可。

　　●如果局部有肿痛，没有发生骨折，则是软组织急性损伤，可给孩子用毛巾包裹冰袋冷敷。

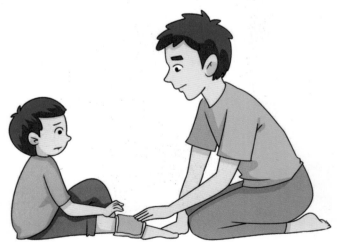

　　●如果孩子受伤情况较严重，伤口流血不止，要第一时间拨打120急救电话，并立即止血。

　　2.如果是孩子的躯干部位被重物压住，则首先要弄清楚被压住的时间。

　　●若是刚刚发生的，则可立即将重物抬起，为孩子包扎止血，送医检查。

　　●如果孩子被重物压倒超过10分钟，就不能立即搬开重物，以防孩子内脏出血，要立即拨打120急救电话，等待专业救护人员前来救护。

跌落伤：骨折，晕厥

伴随症状：身体损伤、皮肤破损、持续性疼痛

孩子平衡能力差，尤其是学龄前儿童在幼儿园内追逐打闹、爬高，均易出现跌落伤，而男孩生性好动，损伤发生率高于女孩。跌落伤可轻可重，需要根据孩子的情况采取正确的急救措施，使伤害降到最低。

🚑 急救方法

1.如果孩子是从高处坠落，首先要立即呼叫救护车，以便尽快去医院进行紧急救治。

2.快速检查孩子的伤情，比如是否有头部损伤，是否有意识，呼吸、心跳情况，四肢、脊柱等部位是否有骨折，是否出血等。然后，根据具体伤情给予相应的现场急救。

● 如果孩子摔倒后，比较清醒，没有头痛、呕吐表现，说明碰撞较轻，可以继续观察1小时。如没有异样情况出现，就可以放心了。

● 如果孩子只是表皮或软组织受伤，能站起来活动，则可以先用毛巾包裹冰袋进行局部冷敷15分钟，以减轻血肿；如果有轻微伤口，可先用流动水冲洗干净，消毒，再用无菌纱布进行包扎。然后，为了安全起见，最好去医院详细检查一下，看是否有内伤。

● 如果孩子某处无法自如活动，则可能是出现了骨折，应尽量减少移动，先对伤处进行固定。如果是胸腰椎骨折，则要等待救护车，或让其卧于木板上再送医。

● 如果孩子意识不清醒：立即叫救护车，同时注意保持呼吸道通畅，并检查他的呼吸、心跳。如果孩子没有呼吸了，要立即进行心肺复苏术，直到急救医生赶来。

很多孩子都有跌倒摔伤的经历，家长第一时间不能慌张失措，需要冷静下来，观察孩子的反应，再决定如何应对！

脱臼：关节处疼痛、肿胀

伴随症状：关节无法活动、抗拒触碰、无知觉

脱臼常发生在关节活动度大、关节囊比较松弛的部位，比如肘关节和肩关节就很容易脱臼，加上小孩子的骨关节还没发育好，稍微拖拽就可能引起关节脱臼。

📠 如何判断孩子脱臼了

1.孩子突然大哭大叫，会说话的孩子会指着受伤的部位说疼。

2.脱臼的关节不能自如活动，不能抬举，不能拿任何东西。

3.孩子抗拒家长触碰受伤部位。

📠 急救方法

适当固定孩子脱臼的胳膊，然后第一时间送医治疗。

●桡骨小头半脱位（牵拉肘）的固定方法：用大围巾折成三角形，将孩子的患肢悬吊在胸前。

●肩关节脱臼的固定方法：用绷带、衣物、布条或围巾等织物，将脱臼的胳膊与躯干捆绑固定。

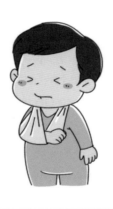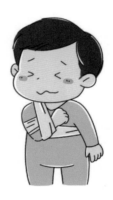

当孩子发生脱臼时，家长需注意不要勉强去活动其受伤关节，以免痛感增加或引发二次创伤。

📠 愈后护理

1.复位后仍然要固定患肢1~2周，不宜做大幅度的活动，以免发生习惯性脱臼。

2.引导孩子加强上肢的功能锻炼，比如前臂旋转动作，有利于防止关节脱位。

骨折：伤口剧痛，局部肿胀

伴随症状：畸形、异常活动、骨擦音、骨擦感

孩子的自我保护能力比较差，容易发生意外，加之骨骼有机成分多，无机成分少，较为轻微的暴力就可能会导致骨骼变形、骨折。

判断轻重，家长分别处理

1.摔伤后，不要轻易动孩子，同时观察孩子有没有皮外伤、出血、肿胀等。

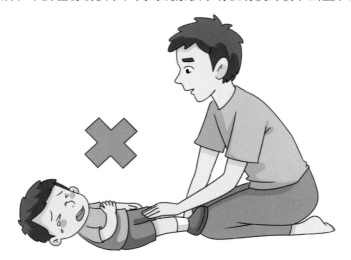

2.安抚孩子，避免孩子哭闹造成二次受伤，然后轻轻触摸受伤部位以外的其他肢体部位，判断有没有其他损伤。

3.如果受伤处或其他部位流血，应立即为孩子止血，避免失血过多。并尽最大可能不要移动孩子的身体或受伤部位。

4.如果发生骨折，可用三角巾、毛巾、木板、硬纸板等临时固定骨折肢体，避免反复挪动碰触，及时去医院就诊。

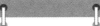

如果孩子发生特殊类型的骨折，比如锁骨或脊椎骨折等，家长一般无法进行骨折急救，需要等待专业的急救人员的到来。

🔒 骨折急救方法

1.发现孩子疑似骨折了，应立即送医或拨打120急救电话。

2.进行固定，同时固定患处，减少孩子疼痛。

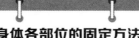

身体各部位的固定方法

●手指骨折：伤指不要试图扶直，把支撑物放置在伤指的弯曲侧，用绷带或布条将手指和支撑物固定在一起。如果找不到合适的支撑物，也可将伤指与邻近未受伤的手指包扎在一起。

●手掌骨折：把支撑物放置在手掌侧或手背上，长度要超过腕关节，然后用绷带或布条固定。

●足部骨折：把支撑物，如木板、硬纸板或孩子的鞋，放置在足底，用绷带或布条固定。

●上肢骨折：固定方法见42页。

●下肢骨折：固定方法见43页。

●脊柱骨折：让孩子原地保持不动，等待救护人员来处理，切忌随意搬动，以免损伤脊髓神经，导致瘫痪。

3.在等待救援时，密切观察孩子的状态，如果出现面色苍白、出冷汗、昏迷等休克症状，应把孩子的头置于低位，并盖上衣物保暖。

4.如果有出血，应立即止血处理，可以先用干净的毛巾压住伤口。

5.如果有骨的断端暴露在皮肤外，家长不要挪动，等待急救医生。

🔒 愈后护理

1.卧床休息3～7天，这样有利于骨折部位的固定和康复。

2.如果医生给患儿使用石膏固定，家长要密切观察，看其四肢能否伸屈活动，身体的温度和感觉是否正常，肤色是否红润等。若有异常，应立即就医复查。

3.骨折初期，患儿的胃口会比较差，应安排清淡、易消化的食物。随着患儿病情的恢复，食欲也会逐渐好起来，应适当增加富含蛋白质、钙质的食物，如牛奶、瘦肉、鱼、蛋以及大豆制品等。

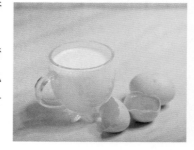

烫伤：皮肤红肿、起泡

伴随症状：局部脱皮或者发白、疼痛

孩子对外界的事物有强烈的好奇心，同时对危险因素的认知能力又不足，所以在日常环境中容易发生烫伤意外，重者可造成局部和全身严重伤害，甚至危及生命。

判断烫伤轻重，家长分别处理

烫伤的严重程度主要从"面积"和"深度"两方面来考量，家长可以根据这两个方面来观察烧烫伤处的表现，从而判断烫伤的严重度。

1.判断深度：

烫伤深度	皮肤破损表现	处理方法
Ⅰ度	仅有皮肤发红，没有水泡形成，皮肤表面比较干燥，孩子会感到灼痛感	可以不去医院，自行按照烫伤常见处理办法简单处理，一周左右能愈合，一般不会留下明显的疤痕
Ⅱ度	皮肤表面有大水泡形成，局部肿、潮湿、疼痛明显，表明损伤皮肤层较浅；如果皮肤剥脱，肿胀明显，潮湿，有小水泡，局部发白或者红白相间，痛感减轻或不明显，则提示烫伤的层次较深	需要马上送医，由专科医生来处理
Ⅲ度	局部发黑、干燥、不痛，甚至有深部脂肪、肌肉等组织外露，表明皮肤全层烫伤	

2.判断面积：

测算孩子的身体烫伤面积百分比时，可用孩子的手掌去测量：孩子五指并拢时，整个手掌的面积相当于身体总体表面积的1%；五指分开时，手掌面积约占体表总面积的1.25%。

轻度烫伤	烫伤面积10%以下的Ⅱ度烫伤
中度烫伤	烫伤面积10%～30% 或烫伤面积10%以下的Ⅲ度烫伤
重度烫伤	烫伤面积31%～50% 或烫伤面积11%～20%的Ⅲ度烫伤
特重度烫伤	总烧烫伤面积50%以上 或烫伤面积20%以上的Ⅲ度烫伤

🔘 急救方法

1.冲：使用流动清洁的水冲洗孩子烫伤部位，轻轻冲洗10～30分钟左右。冷水可以将热量迅速散去，降低对孩子皮肤组织的伤害。冲洗后，观察孩子皮肤变化情况。

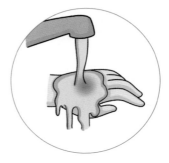

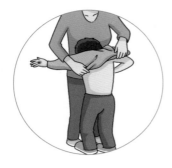

2.脱：如孩子烫伤部位未起水泡，可以慢慢地将孩子衣服脱掉。若孩子烫伤部位起水泡，在充分冲洗和浸泡后，在冷水中小心地剪开孩子衣服，避免弄破水泡。

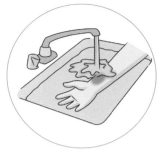

3.泡：如果孩子痛得大哭大叫，要防止孩子手部或者其他部位弄破水泡。通过在冷水中浸泡的方式，缓解孩子疼痛，减少烫伤的程度。

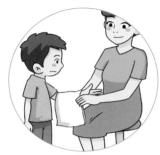

4.包：在清洗之后，用洁净无菌的纱布或者棉质的布轻轻包住烫伤部位，固定好，防止外界的污染和刺激，避免伤口发生感染。

5.送：如果孩子烫伤情况比较严重，在经过以上处理之后，建议家长及时带孩子去医院，接受专业的治疗，在医生的指导建议下，使用适当药物缓解孩子的痛苦。

1.不要把水泡弄破，以免影响进一步治疗。如果是脸、手、足或生殖区被烫伤，要立刻寻求医生的帮助，不要自行处理。

2.不要使用冰块直接冷敷创口处，否则会导致已经破损的皮肤伤口因为温度过低而发生恶化。因此，在用冰块冷敷前，应先垫一层干净毛巾。

3.很多人认为牙膏有清凉散热的作用，因此在烫伤后会涂抹牙膏。实际上，使用牙膏、油膏的处理方法，不仅会影响烧伤处热量的散发，造成感染，还会增加清理伤口的困难，并影响医生对创面的观察。

4.对于严重的各种烫伤，特别是头面、颈部，因随时会引起孩子休克，应尽快送医院救治。

😷 救后护理

1.烫伤处在愈合初期，很容易发生感染、破溃，因此要特别注意皮肤的清洁。

2.由于疤痕表皮结构和功能不完善，表皮较易受到损害，因此应避免过度磨擦和过度活动。

3.烫伤后应及时带孩子去看医生，采取综合措施控制疤痕增生。

烧伤：局部剧烈疼痛，皮肤红肿、破损、感染

伴随症状：局部皮肤发白、变软或者呈黑色、炭化皮革状

烧伤区域一般没有痛觉

烧伤也是儿童比较容易发生的一种意外情况，因为孩子的防范意识相对薄弱，好奇心强，容易打翻家中盛有高热物质的容器，如开水、热油，或触摸高温物体，或接触电流，或强腐蚀物质等。且孩子皮肤比较薄，如果不及时处理的话很容易加重局部皮肤的烧伤程度，建议家长及时带孩子就医治疗。

判断烧伤的轻重程度

孩子烧伤的轻重程度主要取决于烧伤的面积、深度及部位，即烧伤面积越大，创面越深，病情越重，且头面部、呼吸道烧伤较其他部位烧伤的病情更为严重。

小儿烧伤严重程度分类为：

轻度烧伤：	烧伤总面积在5%以下。
中度烧伤：	烧伤总面积达5%～15%或Ⅲ度烧伤面积少于5%。
重度烧伤：	烧伤总面积达15%～25%或Ⅲ度烧伤面积达5%～10%。
特重烧伤：	烧伤总面积达25%以上或Ⅲ度烧伤面积大于10%者。

有下列情形之一，虽总面积不足15%，仍属重度烧伤范围：

● 全身情况严重或已有休克。

● 有严重创伤或合并化学药物中毒。

● 重度呼吸道烧伤。

● 婴儿头面部烧伤超过5%者。

急救方法

1.迅速消除致伤源，如果是严重烧伤，需尽快送医或拨打120急救电话。

2.降温

●Ⅰ度和Ⅱ度烧伤：立即用冷水冲洗烧伤处10分钟以上，可阻止烧伤蔓延，减轻疼痛，预防和减少水肿。

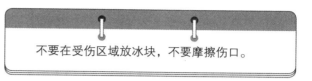

不要在受伤区域放冰块，不要摩擦伤口。

●Ⅲ度烧伤：用清洁的湿毛巾或衣物冷却伤口，然后立即送医或等救援人员到来。

3.脱下烧坏的衣物

让患儿平躺，如果可以，抬高受伤区域，先把没粘上皮肤的衣服脱掉，如果烧伤处有首饰或紧身衣，也尽量要脱下。

4.覆盖伤口

降温后，用干净的干纱布覆盖在烧伤处，不要把水泡弄破，以防感染。

5.注意保暖

安抚患儿，并注意保暖，可以用衣物把没有受伤的地方盖好，避免着凉。

●如果是化学制剂的烧伤，如强酸、强碱、干石灰等，切忌直接用水冲，要先用干布把化学制剂迅速擦掉，再用大量清水冲洗。冲洗过程中要注意保护眼睛，并尽快送医。

●如果烧伤特别严重，或合并骨折等情况，患儿有可能发生休克、大出血等并发症，则不宜长时间冲冷水，应尽快送医。

救后护理

1.确保皮肤清洁，可以使用中性清洁剂对刚刚愈合的创面进行清洗，避免感染。

2.出现水泡后，可遵医嘱先用络合碘给伤处消毒，然后用无菌剪刀将水泡轻轻剪开，引出其中的积液。

3.在水泡消退、溃疡愈合之后，可使用抗疤痕药物，但在用药过程中，切忌过度用力来回摩擦，也不要长时间按摩创面新生表皮，以免加重损伤。

突发意外不可控 紧急应对来得及

意外呛奶：
吐奶，咳嗽，呼吸困难

伴随症状：呼吸急促、哭闹、声音变调微弱、严重凹胸

　　呛奶是一种婴儿时期常会出现的现象，通常发生在喂奶后，婴儿出现频繁剧烈的刺激性咳嗽，随之吐出大量奶汁。如果是轻微的呛奶，孩子自己会调适呼吸及吞咽动作，通常不会吸入气管。呛奶比较严重的时候，很可能会将奶汁或奶块呛入气管，阻塞呼吸道而发生窒息的危险。

　　如果孩子出现呛奶，可按以下方法处理：

😎 呛奶不太严重

　　1.立即让孩子右侧卧，以免吐出物向后流入咽喉及气管，用空掌心拍孩子的后背，这样可以刺激孩子将奶液咳出，并及时清理掉吐出来的奶液，防止流入耳道，引起中耳炎。

　　2.安抚孩子的情绪后，让其继续保持右侧卧位30分钟，观察面色和呼吸是否正常（面色红润、呼吸平稳为正常），注意有无吸入性肺炎发生。

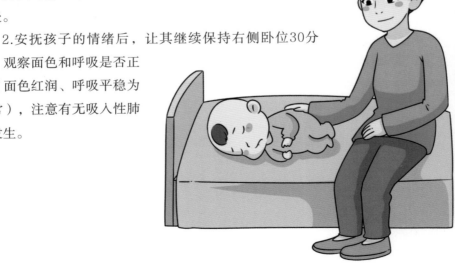

3.清除口咽异物：除了清理口腔中的奶水，还需要用小棉花棒给孩子清理鼻孔，以保持呼吸道通畅，避免吸气时再次将奶汁吸入气管。

4.刺激哭叫咳嗽：除了用空心掌拍打孩子背部，还可通过揪掐刺激脚底板的方法，让其感到疼痛而哭叫或咳嗽，有利于将气管内奶咳出，缓解呼吸。

😀 呛奶很严重

1.体位引流：如果孩子是在刚开始吃奶时，因为咽奶过急发生了呛奶窒息（胃内空虚），可将其俯卧在家长的腿上，上身前倾45～60°，这样可将气管内的奶倒空引流出来。

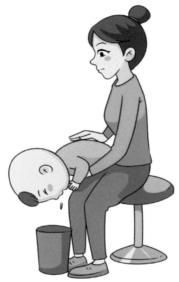

2.如果孩子呛奶的程度较重，面色涨红或青紫，剧烈咳嗽，需立即拨打120急救电话，并立即用海姆立克急救法进行急救（具体做法见23页）。

孩子呛奶的时候，千万不要竖着抱，否则会导致奶液进到呼吸道更深的部位，不容易被咳出来，导致更加严重的后果。

异物入眼:
● 畏光，流泪不止，睁眼困难 ●

伴随症状:病眼疼痛、视力下降、头痛

眼睛是非常脆弱的，任何异物进入眼睛里，都会刺激眼睛疼痛、流泪，严重的话可能会让孩子的眼角膜受损，甚至出现失明。因此，当孩子的眼睛进入异物时，家长帮助孩子及时正确地处理对保护眼睛非常重要。

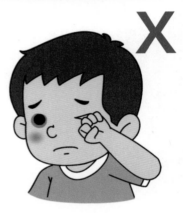

X

不能揉眼睛

☺ 普通异物（灰尘、沙粒、飞虫等）入眼的急救方法

1.家长可用拇指、食指轻轻向前拉患儿的上眼皮，使眼皮和眼球之间产生一点空隙，这样可使泪水向下冲刷，把异物冲出来。

2.如果上述方法无效，就翻转眼皮检查一下，把贴附在眼睛里的异物用棉签擦掉。

3.如果还没有清除异物，那就需要及时就医，让医生处理。

☺ 强酸强碱类（漂白剂、清洁剂、普通干燥剂等）的急救方法

1.应立即在现场找到清洁水源（自来水等），迅速冲洗眼睛15分钟以上。

2.如果是年龄大点的孩子，能够配合的话，家长可帮其轻轻翻开上下眼皮，用缓慢流动的水流直接冲洗眼球表面，或者用一个干净的脸盆盛满清洁的水，把眼睛浸入到水中，连续做睁眼、闭眼的动作，也有利于冲洗掉异物。

3.冲洗完后，立即去医院就诊。

☺ 刀刺伤等严重的异物伤害眼睛的急救方法

1.切忌擅自拔出异物，否则可能造成二次伤害，甚至引起大出血。

2.需要立即送医院进行急救。

异物入鼻：鼻塞，呼吸不畅，鼻腔感染

伴随症状：鼻腔损伤、出血

由于孩子好奇心强，容易将一些小玩具或小东西，如小石子、扣子、豆类、果核、玻璃球、纸团等物品塞入鼻腔。这些小东西塞进去就不容易取出来，给孩子带来不适，甚至危险。这时家长应该怎么办呢？

🚑 急救方法

1.家长和孩子都不要慌，保持冷静，以免将异物吸入下呼吸道，导致更严重的呼吸道堵塞。

2.详细询问孩子，确定鼻腔异物是什么；再用手指抬起孩子的鼻尖，用手电筒照鼻腔，检查异物的位置、大小等。

3.如果异物较小，位置不深，家长可以压住孩子没有异物一侧的鼻孔，教孩子用擤鼻涕的方法，把异物擤出来；或者是用棉签或纸巾，轻轻刺激孩子没有异物一侧的鼻孔，使其打喷嚏，用气流冲出异物。

4.如果鼻腔是被尖锐异物刺入，或异物过大，或已经进入鼻腔深处，应立即送医，家长千万不要自行处理，以免使异物进入得更深。

5.如果异物入鼻后不慎掉入气管，要鼓励孩子咳嗽，如无法咳嗽，可施行腹部冲击、胸部冲击或拍背法，如果无效需及时就医。

6.通过上述办法均无法将异物排出，或者鼻腔有明显损伤出血时，应及时到医院就诊，不能耽误。

为了安全起见，即便异物已经取出，建议家长也带孩子去医院检查一下，看看异物是否还有残留，鼻腔黏膜是否受损，以便进行更妥善地处理。

异物入耳：
耳痛，耳鸣，听力下降

伴随症状：耳内瘙痒、眩晕、反射性咳嗽

由于孩子的无知和好奇，有时会将手里玩的小东西塞到自己的耳朵里，如珠子、豆子、小石子等，形成外耳道异物。此外，夏天孩子在室外玩，各种昆虫飞进或爬进耳朵里的事也是常有的。孩子游泳或洗澡时耳朵可能会进水，容易引发中耳炎。这时，家长立即采取正确的措施十分关键。

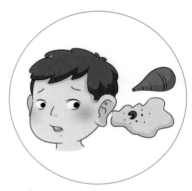

🔊 飞虫入耳道的急救方法

1.马上把孩子带到暗处，用手电筒光等照有虫子的耳道，由于虫子有趋光的习性，见光会自行出来。

2.向孩子有虫子的耳道滴3~5滴食用油，过2~3分钟后，让孩子把头歪向患侧，虫子会随油淌出来。

🔊 水进入耳道的急救方法

1.孩子耳道进水后，可让其将头侧向进水的一侧，拉住耳朵，再用同侧脚原地跳数下，水会很快流出。

2.在孩子耳道内放一个松软的棉球，过5~10分钟后取出来，即可吸干耳道内的水。

3.切忌将棉条或棉棒伸入耳道内吸水，否则可能会把一部分水推到耳道深处。

🔊 豆类、圆珠子等进入耳道的急救方法

1.让孩子将头侧向耳朵有异物的一侧，再用同侧单脚原地跳数下，就可能排出异物。

2.如果以上方法无效时，应立即就医，切勿用尖锐物品入耳掏挖。

🔊 尖锐异物进入耳道的急救方法

立即送医，家长切勿掏挖耳中的异物，以免造成耳部组织的损伤。

吞入异物：咽痛，食道阻塞感，呼吸困难

伴随症状：上腹不适、食欲不振、痉挛性疼痛、呕吐

孩子小的时候，总是喜欢拿到什么东西都往嘴巴里放，这时就有可能一不小心把异物吞下去，造成食道或气道阻塞，如果不及时处理好，很可能会带来生命危险。

📷 急救方法

1.首先家长要保持冷静，不要慌，切忌手忙脚乱地挪动或者剧烈摇晃孩子。

2.识别孩子的状况：

●如果孩子咳嗽、气喘、呼吸困难，皮肤、指甲、面色青紫，可判断为气道不完全阻塞。

●如果孩子面色灰暗青紫，不能说话、咳嗽、呼吸，甚至神志不清、昏迷等，可判断为气道完全阻塞。

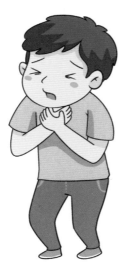

3.立即拨打120急救电话。

4.在急救人员未到达现场前，可以采取相应的急救方法，具体方法：见前文23~24页中提到的"海姆立克急救法"。

鱼刺卡喉：
咽喉部损伤，感染

伴随症状：吞咽不适、刺痛

　　鱼刺卡喉是日常生活中常见的意外伤害事件，尤其是儿童还不会挑鱼刺，很容易误食鱼刺。鱼刺卡喉后，若不及时取出，可能导致咽部损坏，甚至感染等危险。

正确方法	错误方法
√安抚孩子情绪，让孩子减少吞咽动作，避免孩子因哭闹、吞咽而导致鱼刺扎得更深。 √让孩子放松咽部，低头并轻咳，看是否能将鱼刺咳出。 √用汤匙压住孩子舌头的前半部，用手电筒照亮，仔细观察舌根部、扁桃体等部位，如果能看到鱼刺，可用镊子夹出。	×喝醋：只有把鱼刺放在醋里长时间浸泡才可能让其变软，而喝下去的醋与鱼刺接触的时间极短，根本来不及软化。而且大量喝醋还可能造成咽喉黏膜损伤，从而加重水肿和出血。 ×大口吞馒头：不仅不会除掉鱼刺，反而会使其刺得更深，甚至可能刺穿食管，进入周围的动脉或气管，造成感染、化脓、大出血甚至死亡等严重后果。

🔧 急救方法

　　1.安抚情绪：发现孩子鱼刺卡喉，立即让孩子停止进食，减少吞咽动作，安抚孩子不要哭泣，以免被口中食物呛着。

　　2.判断鱼刺位置：让孩子张大嘴巴头抬起来，用小勺子压着孩子舌头前半部，用手电筒照射观察喉部，判断鱼刺位置。如果可以看到是小刺，扎得不深，可以尝试用小镊子取出来。如果情况较为严重需及时就医。

　　3.及时就医：如果孩子不停地流口水，判断不出来是大刺、小刺，就尽快带孩子上医院耳鼻喉科，交给医生处理。

🔧 救后护理

　　1.饮食清淡、温软，可以让孩子吃一些高蛋白、高维生素的半流食。

　　2.如果孩子能够很舒服、顺畅地吃饭，就说明鱼刺没有给孩子留下不舒服的症状。

食物中毒：
头晕，恶心，腹泻，呕吐

伴随症状：发热、腹痛、脱水、休克、代谢性酸中毒、周围血管征

小儿食物中毒就是指孩子误食了含毒食物所引起的中毒。由于导致食物中毒的原因比较复杂，所以中毒症状也轻重不一，轻者会头晕、呕吐、腹痛、腹泻，重症还会发生各种并发症，甚至造成死亡。

所以，当孩子发生头晕、恶心、呕吐、腹痛、腹泻等不适症状时，就要考虑到是不是发生了食物中毒。一旦确定，需立即送医或拨打120急救电话，在等待救护车期间，家长可这样做：

1.保留剩下的食物或者汇总患者的呕吐物、排泄物等。

2.采取必要的急救措施。

食物中毒的特征

1.潜伏期短，发病急，短时间内可能多人同时发病。

2.大多数孩子有类似的临床症状（胃肠炎较多见）。

3.孩子在近期都食用过同样食物，发病范围局限在食用该有毒食品的人群中。

4.当立即停止食用该种食品，发病也立即停止。

5.人与人之间不直接传染。

食物中毒常见种类

· 最常见的是沙门菌类污染，以肉食为主。

· 嗜盐菌（副溶血弧菌）引起中毒的食物多是海产品。

· 葡萄球菌引起中毒的食物多为乳酪制品及糖果糕点等。

· 肉毒杆菌（肉毒梭菌）引起中毒的食物多是罐头肉食制品。

🔲 催吐法——发生食物中毒1～2小时内

1.催吐之前，先给孩子喝一些清水、牛奶或蛋清，这样可以缓解呕吐本身造成

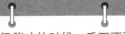

的消化道黏膜损伤。

2.催吐时，让孩子头部前倾，并处于相对低位，下面用盆接着，家长用一根筷子轻轻地压一下孩子的舌根，引起呕吐反应。

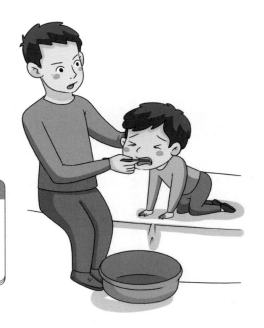

在进行催吐的时候，千万不要让吐出来的东西反流到气道里，以免造成气道的异物阻塞而窒息。

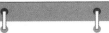 导泻法——发生食物中毒超过2小时

导泻法要慎用，以免引起脱水或电解质紊乱，为了安全起见，最好带孩子马上就医。

如果孩子吃下有毒食物的时间超过2小时，且精神尚好，那说明食物已到了肠道，催吐已经不管用了，这时要考虑用导泻的方法，就是让孩子服用一些泻药，促使有毒食物尽快排出体外。

解毒法——利用各种食物的特性来解毒

●吃了变质的鱼、虾、蟹等引起食物中毒，可以1∶2的比例，勾兑食醋和水，兑好后让孩子一次服下。

●误食了变质饮料或防腐剂，可用鲜牛奶或其他含蛋白质的饮料灌服。

若孩子已经发生了昏迷，或1岁以下的小婴儿发生食物中毒，都不宜用催吐等方法自行解毒，应及时送医院救治。

药物中毒：
头晕，恶心，呕吐

伴随症状：嗜睡、表情淡漠、软弱、呼吸衰竭

由于药品存放不当被孩子误服，或者给孩子服用的药品用量、用法等不当，所导致的中毒症状，就是药物中毒。当然，这里要特别说明一下，孩子误服药物后不一定就会引起中毒，关键要看误服药物的种类和剂量。那么，当发现孩子误服药物后，家长应如何做呢？

判断轻重，家长分别处理

家长一旦发现孩子误服药物，首先要确认孩子误服药物的名称、剂量和服用的时间。

●若误服的药物毒性小且服用剂量较少，可先观察，多喝水促进排泄。如维生素D、维生素C、钙剂等在服用较小剂量下一般不会中毒。

●若误服的药物毒性大、服用剂量大，很有可能发生药物中毒，应及时就医。

急救方法

1.家长可用手指刺激孩子的咽部，引起呕吐，把药物吐出来，再抓紧时间将孩子送医急救。

2.如果孩子误把碘酒当作咳嗽药水喝下去，应赶紧给孩子喝米汤、面糊等淀粉类流质食物，以阻止人体对碘的吸收。

3.如果孩子错喝了癣药水、止痒药水、驱蚊药水，应立即让孩子尽量多喝浓茶水，因茶叶中含有鞣酸，具有沉淀及解毒作用。

如果发现孩子已经吃错了药，家长应保持冷静，安慰孩子的情绪，耐心地询问情况，以便对症处理。千万不要惊慌失措，更不要责骂孩子，否则引起孩子哭闹，不仅说不清楚，还会延误急救的时间，造成更大的伤害。

猫狗咬伤：伤口疼痛，红肿

伴随症状：烦躁、怕风、恐水、畏光、痉挛抽搐、瘫痪

孩子大多都喜欢猫、狗等小动物，当孩子接近它们时，一不小心就容易被其抓伤或咬伤，以猫、狗咬伤多见。孩子被动物咬伤后，动物唾液中携带的病毒以及附着于皮肤上的细菌就会进入伤口，引起感染，因此需及时进行处理。

🔲 皮肤未破时的处理方法

如果皮肤没有伤口，用肥皂水清洗即可。

🔲 咬破皮肤时的急救方法

Step1

尽快彻底冲洗伤口

立即用流动的水、肥皂水或者含有清洁剂的水，反复冲洗伤口20～30分钟，再用大量清水清洗10分钟。

Step2

用2%～3%碘酒或75%酒精擦伤口

彻底冲洗后，给伤口消毒，可用2%～3%碘酒或75%酒精，有杀灭狂犬病毒的作用。不要包扎，也不要涂抹软膏。如果家里没有碘酒或酒精，或伤口严重，则在彻底冲洗后马上就近就医请医生处理。

Step3

注射狂犬疫苗

伤口彻底处理后，带孩子到就近的疾控中心接种狂犬病疫苗，如果伤口较深、较多、有污染，或伤处在头、颈、面部等情况，建议注射狂犬疫苗的同时联用抗狂犬病免疫球蛋白。

蚊虫叮咬：局部痛痒、红肿、破损，感染

伴随症状：轻则起小红点，重则鼓包红肿

夏秋季节是蚊虫活动比较频繁的时期，孩子一不小心就会遭受蚊虫的叮咬。而且，孩子的皮肤更娇嫩、敏感，被蚊虫叮咬后可能会引起发炎，被叮咬处会出现肿胀的红疙瘩、红斑等。如果发现孩子被蚊虫叮咬了，家长首先应该仔细查看被叮咬的部位，初步判断是被什么昆虫叮咬的，再采取相应的处理措施。

🔲 普通蚊虫叮咬的处理方法

●不要让患儿用手去抓叮咬的地方，以避免挠破皮肤引起局部感染。

●用碱性肥皂水反复冲洗被叮咬部位，可以消肿止痒。

●在患儿被叮咬的部位上擦止痒药，例如炉甘石洗剂；如果有水泡或者破损，可以外用百多邦软膏，预防感染。

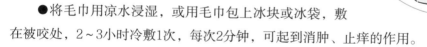

炉甘石洗剂

●将毛巾用凉水浸湿，或用毛巾包上冰块或冰袋，敷在被咬处，2~3小时冷敷1次，每次2分钟，可起到消肿、止痒的作用。

🔲 蜱虫叮咬的处理方法

●不要弹打蜱虫或自行用镊子拔除，更不要用手指捏碎虫体，以防感染。

●可以用花生油或酒精，敷在它的身上，让它窒息。

●在蜱虫旁点蚊香，把蜱虫"麻醉"，让它自行松口。

●用液体石蜡、甘油厚涂蜱虫头部，使其窒息松口。

●蜱虫死亡后，对伤口进行消毒处理，如口器断入皮肤内应去医院通过手术取出。

孩子如出现发热，叮咬部位发炎、破溃、红斑等症状，要及时就医。

溺水：呼吸困难，急性窒息

伴随症状：肤色正常或稍苍白，反射性呼吸暂停，血压升高
心率加快或停止，剧烈呛咳，呕吐，昏迷

溺水，常为失足落水或游泳中发生的意外事件。尤其是一到寒暑假，儿童溺水的发生率都比较高。溺水时，如果不懂自救，呼吸道很快会被水、泥沙堵塞，造成急性窒息缺氧而昏迷或死亡。这时，正确地进行急救对挽救孩子的生命至关重要。

🚑 下水迅速将孩子救上岸

施救者应以最快的速度将溺水的孩子从水里救上岸。若孩子溺入深水，施救者宜从背部将其头部托起，或从上面拉起其胸部，使其面部露出水面，然后将其拖上岸。

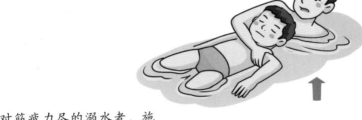

对筋疲力尽的溺水者，施救者可从头部接近；对神志清晰的溺水者，施救者应从背后接近。

用手从背后抱住溺水者的头颈，另一只手抓住溺水者的手臂游向岸边。

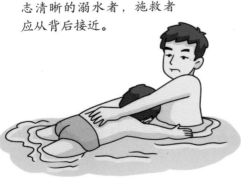

🚑 清除口鼻里的堵塞物和积水

●孩子被救上岸后，使孩子头朝下，立刻用手指清除其口腔和鼻腔内的杂物，

再用手掌迅速连续击打其肩后背部，使呼吸道畅通。

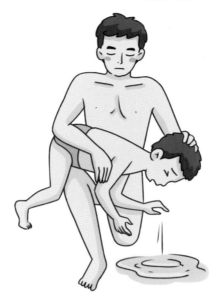

●施救者单腿跪地，另一腿屈起，让孩子俯卧在屈起的大腿上，使其头足下垂。然后颤动大腿或压迫其背部，帮助其将呼吸道内的积水倾出。

🔲 进行心肺复苏术

对呼吸及心跳微弱或心跳刚刚停止的溺水者，要迅速进行口对口（鼻）式的人工呼吸，同时做胸外心脏按压，分秒必争。

🔲 送医检查

经现场初步抢救，若溺水者呼吸心跳已经逐渐恢复正常，可让其喝下热茶水或其他营养汤汁后送医检查。仍未脱离危险的溺水者，应尽快送往医院治疗。

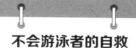

不会游泳者的自救

1.落水后不要心慌意乱，一定要保持头脑清醒。

2.冷静地将头顶向后，口向上方，将口鼻露出水面，此时可以进行呼吸。

3.呼吸要浅，吸气宜深，尽可能使身体浮于水面，以等待他人救援。

4.千万不能将手上举或拼命挣扎，这样反而容易使人下沉。

触电：昏迷，休克

伴随症状：惊慌、呆滞、面色苍白、接触部位肌肉收缩

孩子触电是日常生活中比较常见的意外伤害，多因孩子玩弄电器、电插座、开关、电线或无意间接触不安全的电气设备所致。此时，第一时间采取正确的急救方法是减小危害、挽救生命的关键。

紧急切断电源

当有孩子触电时，我们应在确保自身安全的情况下，尽快地切掉电源。如果找不到电源开关，利用绝缘的物品，在不接触孩子的情况下，把和孩子接触的有电的物品移开。

此方法是家用220伏电压的处理措施，如果是高压电，我们不能轻易靠近，应通知有关电力部门，关闭电源后再进行现场抢救。

判断孩子情况

● 如果孩子只感到心慌、头晕、四肢发麻，则让孩子平卧休息，暂时不能走动，并在孩子身旁守护，观察呼吸、心跳情况，等待急救人员到来。

● 如果孩子出现神志不清、面色苍白或青紫等症状，必须迅速进行现场急救，同时呼唤他人打120急救电话并协助抢救。

● 如无心跳呼吸须立即进行心肺复苏术

给婴儿进行胸部按压时，一手扶住婴儿的头部，另外一手的食指和中指并拢，在婴儿的两乳连线中点下方进行按压，按压深度在婴儿胸壁厚度的1/3左右，或者是4cm左右，按压的频率是每分钟至少100次。按30下后进行人工呼吸。具体方法见18页人工呼吸法。

送往医院

经过急救后，尽快送去医院治疗。对于情况严重者应立即送医治疗，避免耽误时间，影响治疗效果。

第二章

家有老人，安全急救享晚年

家有一老，如有一宝。老人随着年龄的增长，身体各项功能逐渐衰退、行动不便，身体也会逐渐出现各类疾病。此外，老人还很容易出现噎食、跌倒、外伤、突发疾病等紧急情况，让家人感到担忧。掌握一些必要的急救方法，对于保证老人生命健康及安全，有着重大的意义。

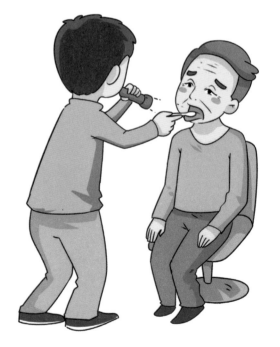

常见病急性发作不盲目
急救护理记心上

高血压危象：
血压显著升高，剧烈头痛

伴随症状：恶心呕吐、视力障碍、面色苍白、多汗、烦躁不安、心悸、
手足震颤、尿频、心率增快（＞100次/分）

　　高血压是老年人中的一种常见慢性疾病，如果血压控制不好，在一些诱发因素的刺激下，就可能会发生高血压危象的紧急情况。突然升高的血压会给患者造成严重的伤害，抢救不及时会有致命的危险。

🔲 典型症状

　　1.剧烈头痛。

　　2.伴有恶心、呕吐、胸闷、视力障碍、意识模糊等神经症状。

🔲 急救方法

　　1.如果血压在短时间内显著升高，超过180/120毫米汞柱（24/16千帕）时，应立即安静卧床休息，并口服卡托普利（12.5毫克）或硝苯地平（5毫克），监控血压。

　　2.如果血压仍居高不下，需及时送医，经静脉使用降压药物。

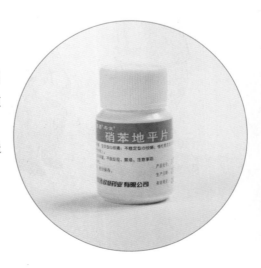

突发性低血压：眼黑，肢软，突然晕厥

伴随症状：冷汗、心悸、少尿、休克

血压变化常随年龄、体质、环境等因素的不同而发生变化。很多人都认为，人老了就容易患高血压，实际上低血压在老年人群体中同样多见。低血压就是人体血压低于正常的状态，容易增加老年人跌倒和发生骨折的风险，甚至诱发心脑血管疾病。

体位性低血压

◆典型症状

1.血压迅速下降：当体位发生改变时，比如由卧位、蹲位、坐位等变为直立体位的3分钟内，收缩压下降≥20毫米汞柱（2.67千帕），或舒张压下降≥10毫米汞柱（1.33千帕）。

2.伴随症状：患者站立不稳，容易摔倒，会伴有黑矇、头晕、恶心、乏力、苍白、冷汗、视物模糊等症状。

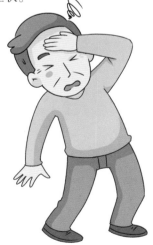

◆急救方法

1.患者立即平卧，施救者帮助按摩四肢肌肉，进行放松。

2.观察患者脉搏变化，通常数分钟后血压即可恢复。

3.如果患者病情不能好转，应及时送医或拨打120急救电话。

☺ 餐后低血压

◆ 典型症状

1.餐后2小时内收缩压比餐前下降20毫米汞柱（2.67千帕）以上；

2.餐前收缩压≥100毫米汞柱（13.33千帕），而餐后<90毫米汞柱（12千帕）；

3.餐后出现心脑缺血症状，如心绞痛、乏力、头晕、晕厥或意识障碍等。

◆ 急救方法

1.立即坐下或平躺休息，避免站立行走时摔倒。

2.测量一下血压，明确是否发生了餐后低血压。

3.稍严重者餐后平躺0.5～2小时，等症状消失后慢慢起身，没有头晕眼花症状后再站立行走。

4.如果情况比较严重，应立即就医。

☺ 夏季低血压

夏季天气炎热，出汗多，体内盐分丢失较多，加之人体体表的血管扩张，血管阻力减小，血压就会相应降低。所以，一些原来血压控制不好的患者，在夏季血压会趋向正常，而那些血压控制良好的患者，则可能会出现低血压的现象。

◆ 典型症状

血压低于正常水平，常伴有乏力、头晕等症状。

◆ 急救方法

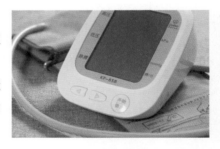

1.立即让患者喝一点温水，这样能够迅速补充体液，扩充血容量，缓解低血压情况。

2.让患者平躺在床上或者平地上，这样能够保证头部的供血量，松开患者过紧的衣扣和裤带，保持血液循环顺畅。

低血压预防建议

1.不管是平躺还是坐姿，站起来之前应先做轻微的四肢活动，动作要缓慢。

2.老年人睡醒后不宜立即起床，而应该躺几分钟再坐起，在床边坐2分钟，逐步站起来。

糖尿病：
血糖升高或过低，疲乏无力

伴随症状：多饮、多尿、多食、消瘦

糖尿病在老年人群中发病率较高，它的危害很大，尤其是各种急性或者慢性并发症。糖尿病的急救往往是针对急性或者慢性并发症的患者进行的。对于老年糖尿病患者来说，最危险的莫过于血糖突然升高、低血糖、糖尿病酮症酸中毒等情况的发生。

🔲 血糖突然升高

◆ 典型症状

多饮、多尿、口干、消瘦、乏力等症状加重。

◆ 急救方法

1.尽快服用降糖药物把血糖降下去。

2.立即到医院就诊，检查血糖、甲状腺功能。

🔲 突发低血糖

◆ 典型症状

血糖＜3.9毫摩尔/升。

1.轻症患者：会感到饥饿、心慌、手心或额头出汗、全身乏力和颤抖。

2.严重患者：大汗淋漓、视物模糊不清、意识混乱、抽搐、头晕、昏迷甚至猝死。

◆ 急救方法

1.如果患者清醒，可协助患者进食糖果、蛋糕、糖水等高糖食物，进食后仍需密切监测血糖，同

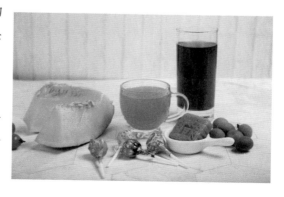

时及时到医院就诊。

2.如果患者意识已经不清楚，禁食并立即送医或拨打120急救电话，同时让患者头歪向一侧，以免呕吐物误吸，确保顺畅呼吸。

糖尿病酮症酸中毒

◆ 典型症状

1.症状较轻的患者：表现为口渴、多饮、多尿，四肢无力、疲乏，食欲不振、恶心呕吐、偶然腹痛，头晕头痛、烦躁不安等。

2.情况严重的患者：表现为严重脱水，皮肤干燥，眼窝内陷，心动过快、呼吸急促、血压下降、手脚冰凉，甚至神志不清、昏迷。

◆ 急救方法

1.对待意识清醒的患者：以口服补液为主。

2.严重者：每隔2～3小时要注射适量的短效胰岛素（遵医嘱），然后立即送医急救。

1. 平时注意监测血糖，记录血糖变化。

2. 不要轻易停用降糖药，严格遵医嘱正确用药。

3. 避免进食引起血糖升高的食物，多饮水。

4. 积极控制感染等诱因，以免引起血糖变化。

痛风急性发作：
关节剧烈疼痛、红肿

伴随症状：局部皮温升高，关节畸形，活动受限

痛风属于代谢性疾病，主要是由于体内的嘌呤代谢紊乱或尿酸排泄减少，使血尿酸水平升高所致。一般常见于中老年肥胖人群。

🔘 典型症状

大多数患者处于无症状高尿酸血症期，只有约 5%～12% 的患者最终会痛风发作。

1.痛风常见的受累区域：拇趾、足背部、足跟、踝部，以及膝、腕、指、肘等关节部位。

2.痛风急性发作时，受累关节会突然发生剧烈疼痛、红肿、僵硬、发热，可持续数天到1周。

3.常在夜间发生。

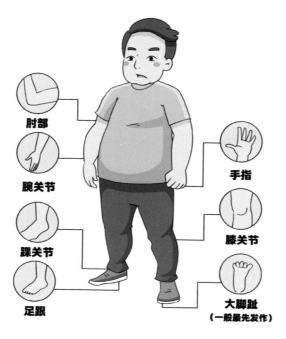

肘部

腕关节

踝关节

足跟

手指

膝关节

大脚趾
（一般最先发作）

🔲 急救措施

1.立即服用非甾体抗炎药，如依托考昔、双氯芬酸、布洛芬等，可在短期内缓解症状。

2.饮食上严格要求，保持低嘌呤半流质膳食、软饭或普通饭，多吃新鲜蔬果；忌食一切肉类及高嘌呤食物。

3.急性发作期间，可通过大量饮水稀释尿酸，促使尿酸随着尿液排出体外，缓解症状。

4.保护痛风部位，避免其被挤压或者是受凉，防止病情加重。如果是双足痛风，在急性发作的时候需要把患肢抬高，确保其高于心脏的位置，这样有助于心血的回流。

5.进行局部冷敷，有助于减轻疼痛。

6.如果患者症状表现比较严重，一般的方法效果不佳，建议患者及时就医治疗。

🔲 **缓解期这样做可减少痛风发作**

1.饮食特别注意，选用一些含嘌呤低的食物，如五谷类、奶类、蔬菜等。少量选用嘌呤含量中等的食物，如畜瘦肉、鱼、禽肉等，每天约为60~90克，注意不要喝肉汤。

2.痛风患者应保证每日摄入水分2000毫升以上，并少量多次饮水，可稀释血液，有利于尿酸从肾脏代谢。

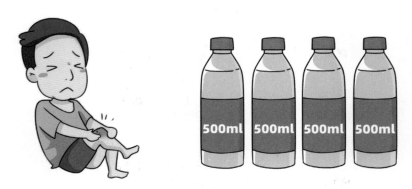

3.患者每天在餐后1小时进行中等强度的运动，以微微出汗为好，早晚各1次，每次30分钟。

4.患者应劳逸结合，保持正常作息。

青光眼：突感雾视、虹视，剧烈眼胀、眼痛

伴随症状：严重头痛、视力锐减、眼球坚硬如石、恶心呕吐

青光眼也是老年人的常见病之一，主要是由眼压升高引起的。其中的闭角型青光眼最为严重，常好发于50～70岁的老年女性，该病急性发作时来势凶猛，如果不能及时治疗，将导致视力急剧下降，甚至失明。

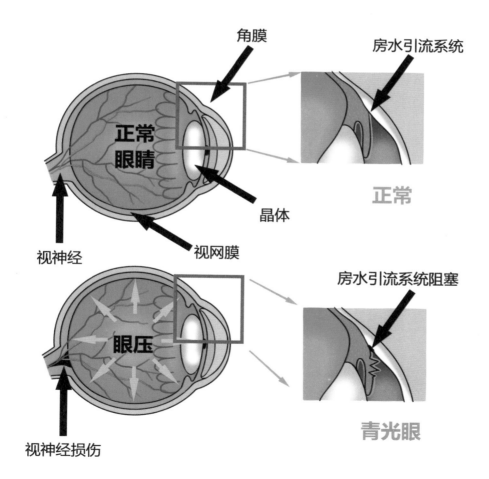

角膜

房水引流系统

正常眼睛

正常

晶体

视神经

视网膜

房水引流系统阻塞

眼压

青光眼

视神经损伤

⊙ 症状表现

1.视力下降：患者会感觉视力突然下降，或虹视（即看灯类发光物时其周围可见七色彩虹样光带）、瞳孔僵直散大等。

青光眼的诱因

情绪波动、疲劳、气候突变、长时间停留于暗环境

2.伴随症状：患者同时会感觉头目胀痛、恶心呕吐等。

⊙ 急救措施

1.注意保持患者情绪稳定，有助于稳定病情，防止恶化。

2.如果家中有常用药物，可立即用专门的滴眼液（滴眼液配成0.5%～4%毛果芸香碱溶液），每10分钟滴1次，直至瞳孔缩小，眼内压下降，然后逐渐减少次数至每日3～4次。

3.如果使用药物无效，应立即就医治疗。

1.注意避免在黑暗的环境中用眼，例如看书或工作，因为瞳孔在黑暗环境中会散大，影响眼内房水的排出，引起眼压升高而发病。

2.忌用阿托品、消旋山莨菪碱片、颠茄等药物。

⊙ 愈后护理

1.青光眼患者一经确诊就应接受系统的正规治疗，治愈后要做好复查和定期检查。一旦出现不适情况，立即就医。

2.平时注意眼部保护，避免过度用眼，防止眼疲劳，同时远离用眼不良的环境。

3.饮食中，多选择富含维生素A、维生素C及微量元素的食物。少食辛辣刺激食物，如浓茶、咖啡、酒类等刺激性饮品能兴奋中枢神经，反射性地引起血流加速，饮用后会加重病情。

4.严格遵循医嘱，学会正确使用滴眼液，注意药物不良反应。

5.家中常备各类药物，用于急救。

6.进行手术的患者，需要注意保持伤口干燥、清洁，防止感染，并遵循医嘱定期换药。

急性便秘：
粪便硬结，排便困难

伴随症状：腹胀腹痛、食欲缺乏、失眠、烦躁、多梦、抑郁、焦虑

便秘是常见的一种情况，尤其是老年人由于肠道蠕动功能减退，更容易出现便秘。便秘本身并不会产生致命的危险，但对于老年人这类特殊人群如果合并心脑血管疾病时，如高血压、冠心病、动脉粥样硬化等，便秘的出现会引发这些疾病的进展，甚至导致心血管意外事件的发生。

🔲 典型症状

患者突然出现排便困难，大便干燥，伴有排便下坠感。

急性便秘的诱因

饮食不当，生活环境的突然改变，心理情绪的变化，胃肠道疾病，肛门疾病；急性心脏病、急性感染、急性神经性疾病等

🔲 急救措施

1.便秘情况较轻者：可以多喝水，改善饮食，多吃粗纤维食物，进行腹部按摩缓解，或者遵医嘱服用通便药物。

2.便秘情况严重者：如果不知道诱发原因，需要及时就医，在医生的指导下进行治疗。

🔲 便秘缓解后的日常护理

1.注意饮食：多食用蔬菜、水果等富含膳食纤维的食物，多饮水。

2.多运动：平时多散步，每日双手按摩腹部数次，以增强胃肠蠕动能力；对长期卧床的便秘患者，家人或护工应对其勤翻身，并进行环形按摩或热敷腹部，增加胃肠蠕动能力，减少便秘发生。

3.培养良好的排便习惯：最好每天早晨排便1次，即使没有便意，也要在马桶上坐几分钟，逐渐养成定时排便的习惯。同时，要放松情绪，不能因为排便不畅而紧张。

急性腹泻：排便次数增加，粪质稀薄，脱水

伴随症状：排便急迫感、肛门不适、大便失禁、高热、头痛、呕吐

　　腹泻，俗称"拉肚子"，发病原因主要是细菌或病毒感染、饮食不当、受寒等，是生活中一种常见的疾病。严重的腹泻容易出现身体脱水、乏力等情况，因此需要及时治疗。

☺ 典型症状

　　1.排便次数增加：排便次数明显超过平常的频率，粪便稀薄，水分增加，排便量增加，或含未消化食物等。

　　2.腹痛：患者会感觉腹部绞痛，有排便急迫感，肛门不适，甚至大便失禁。

　　3.伴随症状：高热、头痛、呕吐等。

☺ 急救措施

　　1.让患者卧床休息，进食易消化的稀软食物，避免刺激性食物，及时补充体力。

　　2.及时补充水分，以免造成脱水，可在温热的开水中加入少量的食盐和糖饮用，或者家中有口服补液盐，可按说明书服用，避免脱水。

　　3.如果是普通的腹泻、消化不良，根据症状自行服用治疗腹泻的药物即可。

　　4.如果患者腹泻非常严重，已经脱水，有生命危险，应立即送往医院治疗，不能盲目服药。

☺ 愈后护理

　　1.饮食上要格外注意，保持清淡饮食，食用好消化、温热食物及少油的食物。

　　2.注意多喝水，补水量以尿量增加、尿色变淡为准。

　　3.腹泻容易造成肛门红肿，所以要注意保持肛周皮肤清洁、干燥，排便后用温水清洗，再涂抹药膏。

　　4.平时可加强运动，如步行、慢跑等，以增强体质，提高免疫力。

遇上紧急危重症 正确急救能救命

急性心肌梗死：胸骨后压榨样剧烈疼痛，休克

伴随症状：烦躁不安、面色苍白、冷汗、胸闷、呼吸短促、濒死感

急性心肌梗死是中老年人非常容易发生的一种危急重症，大多数发生在冠状动脉粥样硬化病变的基础上，是心肌血流供给中断或不足导致的心肌坏死。

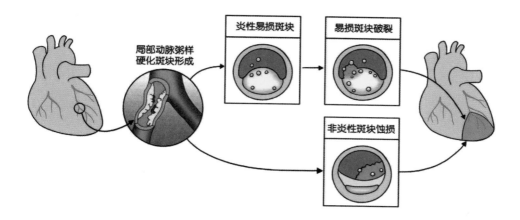

局部动脉粥样硬化斑块形成

炎性易损斑块

易损斑块破裂

非炎性斑块蚀损

😑 急性心肌梗死发病先兆和典型症状

◆先兆症状

1.发病1周前心绞痛频繁发作，持续时间较长。

2.出现心慌、胸闷、气短、疲倦等症状。

3.血压突然下降。

◆**典型症状**

1.持续性胸痛：多发生在清晨，突发性，心前区或胸骨后压榨样疼痛，感觉像有一块巨石紧紧地压迫在胸部，很久不能缓解，含服硝酸甘油也无法缓解。

2.放射性痛：疼痛可能牵连到左肩、左臂、手指（小指、无名指）、咽部、腹部等。

3.伴随症状：面色苍白、冷汗、头晕、恶心、憋闷感、呼吸短促或濒死感等。

😷 急救方法

1.立即拨打120急救电话，保持电话畅通。

2.施救者立即让患者先就地安卧，双脚稍微抬高，注意一定不要搬动患者、令其翻身。

3.有条件的可测量血压，同时安抚患者情绪，如果周围嘈杂，尽量保持安静，让患者保持情绪平和。

4.要是有条件，及时给患者吸氧。

5.如果患者心跳和呼吸都有骤停的现象，应立即进行心肺复苏术。

😷 愈后护理

1.进行饮食的护理：患者的饮食应低脂肪、易消化，限制含有大量胆固醇的食品，如动物肝脏、肥肉等，防止胆固醇升高。注意饮食不宜过饱，应少食多餐。

2.生活护理：注意让患者卧床休息。如行动不便的患者可协助其进行翻身、洗漱、饮食、大小便等，并做好肌肉按摩，防止身体僵硬。病情好转后患者可在床上简单活动，动作要缓慢，等到病情稳定后可以下地活动，室内缓步走动。对于病重或有并发症的患者，需延长卧床时间，听医生安排。

3.心理护理：安慰患者，使之解除思想顾虑及缓解精神紧张，密切配合治疗。

4.时刻监测患者的心律、血压、呼吸、体温的变化，如果情况特别严重的患者可以在医院监护室进行监护，并做好各种急救准备。

5.遵医嘱间断或持续吸氧，以增加心肌氧供应。

6.出院后，病情稳定的患者可进行适当的有氧运动，以锻炼心脏功能。

在运动过程中，患者要注意自己的自觉症状，如有胸闷、胸痛、眼前发黑、头晕、走路不稳等症状时，应休息或减少运动量。

心绞痛：
心前区闷痛或压榨性疼痛

伴随症状：疼痛向颈部放射、胸闷、气短、疲倦、衰弱

　　心绞痛是冠心病的常见症状，多见于40岁以上中老年人，男性多于女性。心绞痛是心肌缺血、缺氧发出的求救信号，频繁发作应警惕发生心肌梗死。患者常表现为心悸、心脏部位疼痛，严重者甚至出现心脏骤停，危及生命。

心绞痛典型症状

发病信号	具体表现
胸痛	胸骨后出现压榨样疼痛，仿佛一块大石头压在胸口，整个胸部都有压迫感，胸口有紧缩感（即心口发紧，有被东西勒住的感觉）、烧灼感
头痛	头部一侧或双侧发生跳痛（即一跳一跳地疼痛），并伴有头晕，一般在劳动时发生，休息3~5分钟得到缓解
牙痛	牙床的一侧或两侧疼痛，不是单纯的牙病原因引起的牙痛，用止痛药亦无效
肩颈痛	1.左肩及左上臂内侧阵发性酸痛 2.颈部疼痛为一侧或双侧出现跳痛或窜痛（即疼痛部位走窜不定），多伴有精神紧张、心情烦躁等症状
咽喉	咽部或喉部疼痛，呼吸困难，伴有窒息感，但咽喉并无红肿
腿痛	疼痛只到腿的前部，有时达到内侧的四个足趾，腿的后部不疼
耳痛	单侧耳痛，伴有胸闷、心悸、血压升高
面颊部疼痛	面颊部疼痛，且有心前区不适
上腹部疼痛	腹部或左胸部疼痛

🔲 急救方法

1.大多数心绞痛都是在劳累或是情绪激动的状态下发生的，因此一旦发病，要在第一时间安抚患者的情绪，使其平静下来。

2.注意不要随意搬动患者，而是让他就近平躺或半卧，以感到疼痛最轻的体位为宜。

3.如果有硝酸甘油，马上让患者舌下含服，一般在2分钟左右就能缓解疼痛。如果没有硝酸甘油，可用速效救心丸应急。

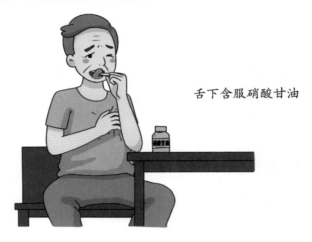

舌下含服硝酸甘油

4.解开患者的衣领扣子、领带和腰带，让患者呼吸道保持畅通。

5.迅速拨打急救电话，说清楚地址以及患者的病情，等待急救。

6.时刻关注患者的生命体征，如果发现患者心跳骤停、呼吸停止，应立即实施心肺复苏术。

🔲 愈后护理

1.让患者注意休息，劳逸结合，保证充足的睡眠。

2.保持情绪稳定，要心胸开阔，切忌因为小事而大动肝火，引起情绪波动。

3.注意饮食，少吃富含脂肪、胆固醇的食物，尽量控制糖的摄入，多吃水果蔬菜，多吃鱼，可以喝牛奶。

4.戒烟禁酒。

5.根据患者的具体病情，进行力所能及的、适量的运动，增强体质。

6.日常注意监测血压情况，发现血压升高时，应在医生的指导下服用降压药物。

突发脑卒中：
● 突然头痛，肢体障碍，昏迷 ●

伴随症状：呕吐、眩晕、言语不清、吞咽呛咳、面部异常、视感障碍、神志不清

　　脑卒中，是一种突然发作的脑血液循环障碍性疾病，起病较急，以出现局部神经功能缺失为特点，在中老年人群中发病率很高，及时正确地救治，对减少后遗症、提高生命质量非常重要。

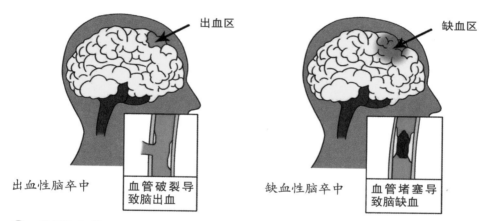

出血区

缺血区

出血性脑卒中　血管破裂导致脑出血　缺血性脑卒中　血管堵塞导致脑缺血

🙂 典型症状

　　脑卒中的典型表现主要是一个字——急，突然发生的言语不清，偏侧的手脚无力，还有突发的意识障碍，都有可能提示是脑卒中。

　　具体表现为：

　　1.头晕，特别是突然感到眩晕。

　　2.突然感到一侧面部或手脚麻木，或者舌麻、唇麻。

　　3.暂时性吐字不清或讲话不灵。

　　4.全身明显乏力，肢体无力或活动不灵。

　　5.剧烈头痛，和普通头痛不一样。

　　6.不明原因突然跌倒或晕倒。

　　7.短暂意识丧失，视力模糊。

　　8.恶心呕吐或血压波动。

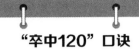

9.昏昏欲睡，处于嗜睡状态。

"卒中120"口诀

脑卒中急救有3小时的黄金时间，越早救治，越能降低死亡率和致残率，所以早期识别尤为重要，5分钟内准确辨别，记住"卒中120"口诀，关键时刻能救命：

"1"是指看脸，如是否突然出现口眼歪斜、流口水、面瘫不对称症状。

"2"是指查胳膊，如是否存在肢体麻木、平行举起单侧无力情况。

"0"是指语言，说话是否困难、含糊或不能言语。

如果有上述突发症状，就要警觉脑卒中的可能，及时拨打120急救电话！

急救方法

1.立即拨打120急救电话争取救治时间，同时记录发作时间和患者情况。

2.做好患者安慰工作，保持镇静，切勿慌乱、情绪紧张。

3.让患者保持平卧，头偏向一侧，解开衣领，清除呕吐物，保持呼吸道的通畅，有义齿者应取出。

4.切勿盲目搬动患者，尤其避免头部发生剧烈摇晃和震动。

5.不要给患者乱服用药物，或吃东西、饮水，以免加重病情。

6.等待救护车到来，听从医生救治。

愈后护理

1.心理护理：家人在精神上给予安慰，让患者保持心情舒畅、乐观，积极配合医生治疗。

2.饮食护理：清淡饮食，多吃水果、蔬菜和低脂乳制品，少吃肥肉、甜食。

3.药物护理：定期进行复查，严格遵医嘱用药，服药后如果出现身体不适，需停药并尽快就医。

4.进行康复锻炼：

●语言锻炼：有顺序地帮助患者锻炼说话能力，从单个字词开始，逐渐成句，训练时家属应耐心倾听，为患者提供述说熟悉的人或事的机会。

●肢体锻炼：循序渐进，幅度由小到大，由大关节到小关节，并尽早协助患者下床活动。

●锻炼患者肢体的协调性：注意训练时保证患者的安全。

急性哮喘：喘息，气促，呼吸困难，胸闷

伴随症状：胸部紧迫感、干咳或咳吐大量白色泡沫痰

哮喘，是各种因素导致的气道痉挛或水肿，使气体进入或流出肺泡的通路受阻的紧急情况。哮喘急性发作须紧急处理，严重时可能会危及生命。

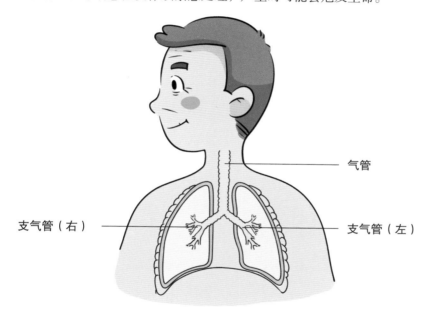

气管

支气管（右）

支气管（左）

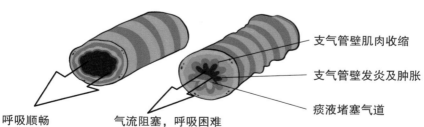

正常支气管　　　　　哮喘发作时的支气管

支气管壁肌肉收缩

支气管壁发炎及肿胀

痰液堵塞气道

呼吸顺畅　　　气流阻塞，呼吸困难

😁 哮喘急性发作的典型症状

1.喘鸣、气急和咳嗽：这是哮喘发作的主要症状，患者呼吸粗重、声音响亮，

心率增快，胸部憋得慌，呼吸起来很费劲，干咳或咳吐大量白色泡沫痰。

2.持续性：急性发作一般持续数分钟、数小时或数天。患者病情还可能迅速恶化，出现呼吸或心跳骤停，危及生命。

急救方法

1.立即让患者处于半躺或坐的姿势。解开患者的衣领、裤带，及时清理口腔、鼻腔的分泌物，保持呼吸通畅。

2.及时安慰患者，消除恐惧心理并缓解紧张情绪。

3.如果是在室内，应及时开窗户通风，让空气流通。室内有可疑过敏原的话要及时去除。

4.如果是在家中发生哮喘，一般哮喘患者家庭内常备氧气，当出现严重呼吸困难、口唇或指甲青紫时，应立刻进行吸氧。

5.如果患者备有糖皮质激素等缓解哮喘的喷雾剂，应立刻使用。如果身边或周围没有喷雾剂，可暂时口服泼尼松或泼尼松龙用于急救，缓解因哮喘所引起的气道梗阻。

6.如果情况比较严重，施救者或者患者应紧急拨打120 急救电话进行呼救，或将患者送入就近医院。

7.如患者已经因严重缺氧出现昏迷，即刻拨打120 急救电话，同时将患者放置在通风处。如出现心跳呼吸骤停，立即进行心肺复苏术。

●不要用手或其他物体按压舌部，不仅无法缓解呼吸困难，还会进一步加重气道梗阻，导致呼吸更加困难。

●如果患者反复出现哮喘发作，说明药物控制不理想，应当及时前往医院调整药物。

哮喘缓解期的护理要点

1.注意饮食清淡，多吃新鲜蔬果，多饮水。

2.容易过敏的食物少吃或者不吃，有添加剂、防腐剂、色素的食物也要少吃或不吃。

3.注意季节交替变化，少去人员密集的地方，空气要流通。

4.注意保暖，避免受凉感冒。

5.哮喘患者平时要注意避免接触过敏原，需随身携带急救药物。

癫痫：强直阵挛，吐白沫，突然意识丧失

伴随症状：尖叫、面色青紫、舌咬伤、瞳孔散大

癫痫病发作总是给人带来很多痛苦，主要有两种，一种是原发性癫痫，不是其他病导致的；另一种是继发性癫痫，多由脑血管疾病、脑外伤等引起。60岁之后的老年人癫痫发病率较高，且其病因、临床表现有特异性，不同于其他年龄组。

癫痫发作时的典型症状

1.不同程度的意识丧失：患者突然出现不同程度的意识丧失，及明显的思维、知觉、情感和精神运动障碍，可有神游症、夜游症等表现。

2.抽搐：患者会持续抽搐痉挛数十秒或数分钟，而后自然停止，进入昏睡状态。

3.伴随症状：患者常伴尖叫、面色青紫、舌咬伤、口吐白沫或血沫、瞳孔散大。

急救方法

1.保持患者周围空气流通，周边人多的话进行疏散，不要围住患者。

2.立即让患者侧躺在安全区域，头要歪向一侧，避免患者摔倒，出现磕碰。

3.如果患者咬紧牙关，不要随便往患者口中放尖锐、易碎的物品，防止物品被咬碎引发更严重的后果。

4.及时松开患者领口、内衣、腰带等过紧的衣物、饰物，及时清理口腔，保证呼吸道畅通。

5.癫痫发作时，不要强行按压患者，等其停止抽搐后，让其继续处于侧卧位。

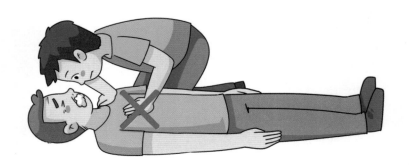

6.拨打120急救电话，等待医护人员到现场进行救治。

愈后护理

1.饮食宜清淡，刺激神经的饮食要禁止，如酒类、浓茶这类饮品会提高神经兴奋度，诱发癫痫发作。

2.工作和学习中不能给患者过大的压力，避免情绪紧张，保持良好的心态和放松的心情。

4.癫痫病患者应尽量少去空气不流通、声音嘈杂、光线昏暗或强光的闭塞场所。

5.养成健康的生活习惯，注意良好的睡眠，避免过于劳累。

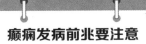

癫痫发病前兆要注意

1.肢体麻木、刺痛、时冷时热。

2.面色潮红、苍白、心悸、心动过速等。

3.似曾相识感、陌生感、恐惧感、腹气上升感。

4.头部不适、头晕、眩晕。

5.感觉眼前物体突然变形，变大或变小，并且出现物体缺失感。

6.眼前发黑、闪光。

晕厥：
突然意识短暂丧失

伴随症状：面色苍白、四肢发凉、脉细且弱、血压下降、出冷汗

晕厥，是由于一时脑供血不足所导致的短暂意识丧失状态，发作时患者突然丧失意识，突然倒地。一般为突然发作，患者无特殊症状，发作后可迅速恢复，很少有后遗症。

🔲 典型症状

患者突然眼前发黑，全身软弱无力倒地，伴有面色苍白、手脚发凉、脉搏微弱、血压下降、全身出冷汗等症。一般持续时间很短，几秒钟或经调整姿势即可恢复。

晕厥发生时，如果患者处于卧位，则应该注意是否患有心脑血管疾病，如心律失常、短暂性脑缺血发作或癫痫。

🔲 急救方法

1.注意不要轻易移动患者，以免加重危害。

2.让患者平躺休息，松开患者衣领、裤带，帮助其抬高双腿。如果患者头部受伤、呼吸困难，则不宜采用此法，而应稍抬高头部。

3.检查呼吸、脉搏，检查气道是否畅通。

4.注意患者保暖，但不能过热。

5.检查是否有其他创伤，并进行简单处理。

6.如果患者在短时间内没有苏醒，应该让患者复原卧位，无呼吸脉搏者应立即进行心肺复苏术，并及时拨打120急救电话。

晕厥患者清醒后不要急于起来，以避免引起再次晕厥。

突发性耳鸣：
听力下降，眩晕耳鸣

伴随症状：耳堵塞感、恶心、呕吐

随着年龄的增长，身体的各个器官都在慢慢地退化，老年人很容易出现耳鸣的症状。除了生理性的原因，也有病理性的原因，比如内耳外伤、感染，听觉神经出现问题等疾病也会引起耳鸣。另外，也有原因不明的突发性耳聋。那么，当耳鸣发生时，怎么做才正确呢？

🔘 典型症状

耳鸣的发生比较突然，大多发生在数小时到1~2天内，少数人伴有恶心、呕吐和眩晕。普通的耳鸣只要发现及时，治疗得早，可以在短期内恢复。

🔘 急救方法

1.让患者保持安静，不要急躁，要注意适当地休息，不要增加头部压力，不弯腰用力，避免用力擤鼻涕等，观察症状是否减轻。

2.如果怀疑是炎症或者其他疾病导致的突发性耳聋，要及时就医检查。

3.饮食上，限制水和食盐的摄入量，吃清淡的食物，少喝水。

🔘 救后护理

1.合理饮食，少食过甜、过咸食物，防止动脉硬化产生内耳缺血，导致听力减退。

2.戒除烟酒。

3.避免噪声的损害。噪声会使本来开始衰退的听觉更容易疲劳，导致内耳的毛细血管处于痉挛状态，使内耳供血减少，导致听力下降。

4.保持愉快的心情，多参加锻炼，以免过度的精神紧张引起内耳缺血，影响听力，如恼怒、动肝火等。

患者最好在发病后7~10天内尽早就医检查治疗，以免错过了治疗的黄金期，导致病情严重。

意外伤病难预料　冷静处理别慌张

休克：
烦躁，意识不清，昏迷

伴随症状：表情淡漠、皮肤湿冷、血压下降、面色苍白、
反应迟钝、四肢冰冷、少尿或无尿

休克，是一种全身性的危急重症，主要是强烈损伤引起的，比如严重失血失液、感染、创伤等，身体血容量不足，供氧不足，引起组织器官代谢紊乱、组织的坏死或者功能丧失。如果诊断不及时或治疗不恰当，休克最终将发展成器官功能衰竭，威胁生命。

休克的典型症状

1.皮肤冷而黏湿，伴有惨白或者灰沉。

2.呼吸缓慢微弱，或者出现强力呼吸，脉搏乏力。

3.眼神无光且凝滞，有时甚至瞳孔也会扩大。

4.休克的人也可能有知觉，或者感到晕眩、虚弱。

急救方法

1.立即拨打120急救电话。

2.让患者保持去枕平卧状态，将其双腿抬高30°。心力衰竭的患者采用半卧位。

半卧位

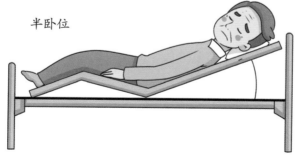

3.如果有条件，给休克患者吸氧。

4.检查患者的呼吸、咳嗽或者胸部起伏情况。如果这些情况消失，应立即进行心肺复苏术。

5.保持患者温暖与舒适。解开患者的领口或者腰带，脱去比较紧身的衣物，并给他盖上一块毯子保暖。

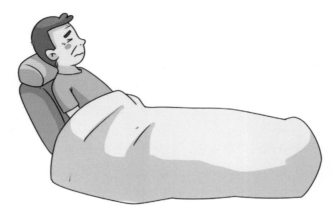

6.等待救援过程中，不要让患者进食或者饮水。

7.如果患者呕吐或者口中咯血，请让他保持侧卧的姿势，以避免口腔中的呕吐物进入呼吸道。

8.如果患者出现流血或者骨折等情况，请立即采取相应的止血和固定、包扎等急救措施。

9.严密监测患者的意识状态、血压、心率及呼吸等生命体征的动态变化，并做好记录。

☺ 救后护理

1.卧床休息，避免不必要的搬动，应取平卧位或头和脚抬高30°，注意保温。

2.给氧，鼻导管给氧2~4升/分，每4小时清洗导管一次，保持通畅，必要时可用面罩吸氧。

3.合理膳食，保证营养全面而均衡。如果条件允许，应尽可能减少禁食的时间，并鼓励患者尽量经口进食，促进胃肠蠕动，以维持胃肠功能。

4.保持呼吸道通畅，及时吸痰，必要时用药物雾化吸入，有支气管痉挛可给氨茶碱、氢化可的松，药物剂量遵医嘱执行。

5.密切观察病情变化，及时报告医生并准确记录。

异物入眼：
疼痛不安，流泪不止

伴随症状：结膜充血、睁眼困难、视力障碍、畏光

眼睛进入异物，一般会引起不同程度的眼睛疼痛及流泪，严重的会造成眼球损伤，使视功能受损，轻者视力下降，重者可完全丧失视力。

伤情判断

异物入眼对眼睛的损害程度取决于异物的类型、大小、数目，穿入眼球的部位和在眼内的位置。

> **异物入眼紧急处理原则**
> 1.分清进入眼内异物的种类。
> 2.清除异物。
> 3.注意后续观察及处理。

粉尘等异物入眼的急救方法

1.患者可自己轻轻翻开眼皮，使眼内产生泪水，冲刷异物，将异物排出。

2.如果这个方法没有效果，可请别人帮忙，把眼皮翻开，用湿润的清洁棉签将异物轻轻擦掉。

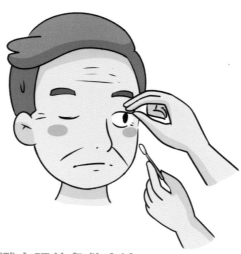

腐蚀性液体溅入眼的急救方法

1.应立即在现场找到清洁水源（自来水等），迅速翻开上下眼皮，让缓慢流动的水流直接流过眼球表面，冲洗眼睛15分钟以上。

2.也可以用脸盆盛满清洁的水，将眼睛浸入水中，连续做睁眼、闭眼动作。

3.冲洗完后，立即去医院急诊。

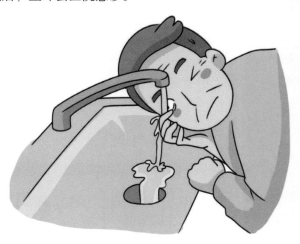

😑 化学颗粒入眼的急救方法

用消毒过的棉花轻轻地把异物擦出来，或者用洁净的手帕把它擦拭出来。然后及时前往医院就诊。

😑 刀刺伤等严重的异物伤害眼睛的急救方法

1.切忌擅自拔出异物，否则可能直接损伤眼睛，甚至引起大出血。

2.拨打120急救电话或者立即送医，进行专业处理。

1.观察受伤的眼睛，如果眼睛只是轻度外伤，只需用眼药水或眼膏治疗就可以了。情况比较严重的，则需要去医院请眼科医生处理。

2.异物入眼不能直接用手揉眼睛，因为无论多么细小的异物都会划伤眼角膜，并导致感染。

鱼刺卡喉：
咽部不适、疼痛

伴随症状：咽部烧灼感、痰中带血

鱼刺卡喉是日常生活中常见的意外事件，尤其是老年人。由于老年人牙齿退化，吃鱼时不容易发觉鱼刺，一不小心就会被鱼刺卡住。

伤情判断

一旦发现鱼刺卡喉，先试着吞咽几次唾液，判断鱼刺是否真的卡到了喉咙。如有明显的刺痛，且固定在一个部位，而咽部静止时疼痛不明显，则说明是鱼刺卡喉。

急救方法

1.如果确定是鱼刺卡喉，应立即停止进食，并尽量减少吞咽动作，让咽喉部的肌肉放松。再轻咳，看能否将鱼刺排出。

2.如果鱼刺不能自行排出，且卡住的部位较浅，可以让别人帮助用手电筒照射喉咙，发现鱼刺后，用镊子夹住轻轻拔出。

3.如果鱼刺位置较深，不易发现，最好及时就医，不能自己盲目处理。

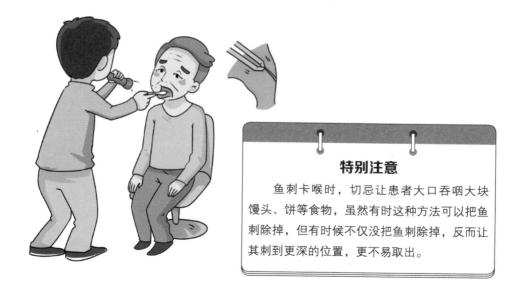

特别注意

鱼刺卡喉时，切忌让患者大口吞咽大块馒头、饼等食物，虽然有时这种方法可以把鱼刺除掉，但有时候不仅没把鱼刺除掉，反而让其刺到更深的位置，更不易取出。

噎食：
呼吸困难，不能言语

伴随症状：面色紫绀、双眼直瞪、双手乱抓或抽搐，
重者意识丧失、全身瘫软、四肢发凉、二便失禁、呼吸停止

　　噎食是老年人常见的一种危险现象，主要和老年人咀嚼功能退化有关，比如老年人在进食时，唾液分泌减少、缺齿、咀嚼肌无力等因素，使其无法对食物进行充分咀嚼，这样咽下食物的时候就有可能噎住。噎食往往事发突然，如果不及时采取措施，可能会导致患者呼吸急促，意识丧失甚至危及生命。

🚑 伤情判断

　　1.吃东西时，突然不能说话，并出现窒息的痛苦表情。

　　2.出现剧烈地咳嗽，咳嗽间歇有哮鸣音，手放在喉咙处，表情很痛苦。

　　3.严重的情况：双手乱抓或抽搐、双眼直瞪、面色发绀，甚至意识丧失、呼吸停止、心率快且弱进而停止。

🚑 急救方法

　　1.当老人发生噎食时，家属应争分夺秒，利用海姆立克急救法进行急救，同时拨打120急救电话。

　　2.家属在解除食道梗阻后，如果老人有呼吸、心跳停止的现象，要迅速做心肺复苏。

　　3.及时送到医院去救治。

不同情况的老年人做好噎食预防工作是关键

　　●健康的老年人：在进食过程中要细嚼慢咽，进食不宜过多；进食时不宜讲话，保持情绪稳定。

　　●吞咽功能不全的老年人：在喂食时需注意进食速度。在喂下一口时，确保上一口食物已经吞咽入胃，并避免进食干硬食物，应将食物做成糊状。

　　●意识清楚的老年人：进食时，应保持体位舒适。

　　●意识障碍的老年人：取侧卧位，保持气道通畅或头偏向一侧，以免误吸。

意外跌倒：步态不稳，突然倒地，扭伤，骨折

伴随症状：皮肤破损、淤血、关节积血、脱位、血肿

老年人意外摔倒是比较常见的情况，而且老年人大多存在骨质疏松问题，骨头较脆，一旦发生跌倒、崴脚等意外，就很容易受伤，轻则出现局部疼痛和肢体活动障碍，严重的时候有可能会发生骨折。所以，平时老年人活动时需要特别注意，尽量避免意外摔倒。

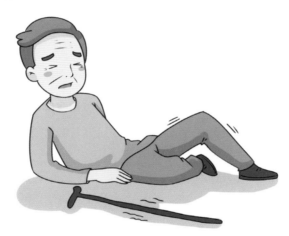

🚑 伤情判断

1.如果老人跌倒后意识清醒，没有出现剧痛、肢体不能活动的情况，说明伤得不重，家属或施救者可以试着把他扶起来，但是动作一定要慢，也不要用蛮力。

2.如果老人跌倒后，出现伤口，有出血，关节活动不利或不能活动，局部肿胀、肌肤发红或青紫、疼痛，则属于软组织损伤。

3.如果老人跌倒后感觉局部特别疼痛，或者身体、四肢不能自主活动，那可能是伤到了骨骼或者神经。

4.如果老人跌倒后，局部剧痛，不能活动，有骨擦音或骨擦感，局部肿胀、淤血，则可能是骨折了。

老人跌倒后软组织损伤的急救方法

1.老人软组织损伤后，有出现伤口、出血的情况，应第一时间进行止血包扎。

2.避免受伤老人活动，注意让其平躺休息。

3.如果出现红肿等情况，可以采用冷敷或者冰敷，冰敷之前最好垫一块毛巾或者一件衣服，避免冰直接接触皮肤，导致冻伤。

4.如果软组织受伤之后关节活动异常，或者摸到局部有骨擦感，则有可能是骨折了，这种情况下就避免搬动老人，应先进行固定包扎，同时拨打120急救电话等待救护车。

老人跌倒后骨折的急救方法

1.避免牵拉骨折部位，以防止造成第二次损伤。

2.应迅速使用夹板固定患者的骨折部位，不同部位用不同方法进行包扎固定。

3.如果患者只是局部骨折，可以将患者送往医院救治，中途要注意局部保暖。如果骨折情况较严重，应及时拨打120急救电话，等待急救。

4.如果老人跌倒后摔伤了脊椎，特别是颈椎，则千万不能随意移动，应立即叫救护车，请专业急救人员来进行处理和转运。

老人跌倒后意识不清的急救方法

1.先试图叫醒跌倒的老人，同时看一看老人的呼吸、心跳是否正常。如果老人的呼吸心跳中止，就要立即进行心肺复苏术，并且及时拨打120急救电话。

2.如果老人跌倒后出现呕吐症状，一定要立即把老人的头偏向一侧，用手或辅助工具掏出其口鼻中的呕吐物，以防止呕吐物被误吸入气管而引发窒息。

3.如果老人跌倒后出现抽搐，可以用毛巾包裹硬物，放在其上下牙齿之间，防止咬舌，切忌用蛮力固定抽搐的老人，以防止二次损伤，同时拨打120急救电话。

4.家中的老人如果有心脏病史，老人突然倒地并失去意识，则很可能是心肌梗死，这时也不应随便搬动处理，要立刻拨打120急救电话，并进行心肺复苏术。

当老人跌倒时，家人注意不要急于扶起，马上扶起可能造成关节脱位；摔到头部，意识不清，盲目扶起可能危及生命，要分情况进行处理。如果情况比较严重，需及时就医或拨打120急救电话。

老年人腿抽筋：
腿部肌肉痉挛，疼痛难忍

伴随症状：下肢无力、麻木、发凉，腰部、臀部不适

引起老年人腿抽筋的原因很多，可能是缺钙引起的，也可能是腿部血液循环不良造成的。这时如果及时采取正确的急救方法，很快就能缓解抽筋的症状。

急救方法

1.发生腿抽筋时，尽量把抽筋的脚用力向上绷直，然后身体前倾，努力用手向上掰抽筋那侧的脚趾。这样用力坚持1~2分钟，抽筋的症状就会消失。

2.如果老年人自己不能缓解抽筋，可以找家人或其他人帮助按摩，或者有条件的话快速用热毛巾热敷抽筋腿的小腿部。边按摩边热敷能及时缓解抽筋情况。

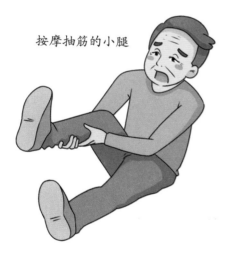

按摩抽筋的小腿

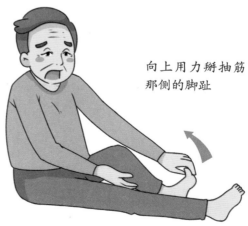

向上用力掰抽筋那侧的脚趾

药物中毒：
● 恶心呕吐，嗜睡，意识障碍 ●

伴随症状：腹泻、呼吸困难、心律失常、出血、脱水、头晕、兴奋等

老年人记性差，视力有时候不太好，对于药物难免会出现误食和服用过量的情况，这个时候及时处理很重要。

🍱 不同药物种类，临床表现不同

药物中毒种类	症状表现
氯丙嗪类药物中毒	头晕、嗜睡、精神失常、乱语乱动
苯巴比妥、异戊巴比妥、司可巴比妥中毒	兴奋、惊厥、嗜睡、神志模糊、口齿不清、昏迷
水合氯醛中毒	恶心、腹痛
洋地黄中毒	头痛、头晕眼花、厌食恶心、呕吐、腹泻、心律异常
阿托品、东莨菪碱中毒	口渴、吞咽困难、面部潮红、瞳孔扩大、视力模糊、心动过速
水杨酸钠、阿司匹林中毒	恶心、呕吐、胃痛、眩晕、出汗、面色潮红、耳鸣、鼻出血，严重时出现烦躁不安、抽搐、昏迷、呼吸停止

🍱 急救方法

1.立即查明是哪种药物造成的，中毒时间以及中毒途径。

2.老人如果出现昏迷情况，应迅速使其平卧，同时注意保暖，并及时测量血压。

● 面色青白，应取头低脚高位。

● 面色发红，应取头高脚低位。

3.如果老人误服药物中毒，应根据具体情况立即采取催吐、导泻等方法。

● 中毒时间较短的情况下，药物还未到达肠道，可以进行催吐。

● 如中毒老人呈昏迷状态或出现抽搐等情况，注意禁止催吐，以免发生其他意外。

4.尽快拨打120急救电话，或者送至医院进行治疗。

煤气中毒：头痛无力，呼吸困难，意识模糊，昏迷

伴随症状：头晕、心悸、恶心、呕吐、多汗烦躁、四肢无力、虚脱、皮肤苍白

煤气中毒，其实就是一氧化碳中毒，正常空气中的一氧化碳含量很少，人吸入之后没有问题。但老年人由于记性比较差，经常容易忘记关煤气或者家中有生炉子情况，使空气中的一氧化碳浓度达到一定程度，被人体吸入后就特别容易发生中毒。

🗨 伤情判断

中毒程度	症状表现
轻度中毒	头晕、头痛、乏力、心悸、恶心、呕吐及视力模糊
重度中毒	皮肤呈樱桃红色，呼吸及脉搏加快，四肢张力增强，意识障碍，处于深昏迷状态

严重患者抢救苏醒后还有可能发生痴呆、麻痹、偏瘫、癫痫、活动障碍等情况。

🗨 急救方法

1.发现老人煤气中毒后第一时间拨打120急救电话。

2.尽快将老人转移至通风处，并立即打开窗户，让空气流通，同时禁止使用易产生明火、电火花的设备，以免发生爆炸。

3.松开老人衣扣、裤带，清除口鼻分泌物，保证老人呼吸顺畅。若条件允许，应立即给予吸氧。

4.保障患者安静休息，注意保暖。

5.对于情况严重的患者，若呼吸心跳停止，应立即进行心肺复苏术。

中暑：
高热，大汗，心悸

伴随症状：脸色干红或苍白、头痛、头昏、疲乏、食欲不振、口渴、恶心

老年人的体温调节功能比较差，再加上排汗代谢能力不强，体热不得外泄，很容易出现中暑。加之老年人对中暑症状反应较慢，因此，当出现食欲减退、软弱无力、心悸胸闷、精神迟钝等症状时，可能就是"先兆中暑"的信号，必须尽快采取急救措施。

判断病情程度

中暑程度	症状表现
先兆中暑	乏力、大汗、口渴、头痛、头晕、眼花、耳鸣、恶心、胸闷等
轻度中暑	除先兆中暑症状，还表现为面色潮红、皮肤灼热、体温升高至38℃以上，也可伴有恶心、呕吐、面色苍白、脉率增快、血压下降、皮肤湿冷等症状
重症中暑	除轻度中暑症状，还伴有痉挛、腹痛、高热昏厥、昏迷、虚脱或休克，严重的会引起死亡

急救方法

1.将中暑老人抬到阴凉且空气流通的地方，可以缓解中暑症状。注意减少围观人数。

2.让老人躺下或者坐下，抬高下肢，促进血液回流。

3.及时给老人降温，解开衣服，或者用温湿的毛巾或者衣物擦拭其前额和躯干，帮助散热。

4.对于轻度中暑且神志清楚的老人，可让其饮用一些清凉的饮料或者水，可以缓解中暑情况。

5.如果中暑的老人神志不清，情况比较严重，应及时送医急救治疗。

第三章

孕产妇有不适，紧急情况会处理

怀孕后的孕妈妈常常会出现各种身体不适，加上孕育本身就存在风险，所以孕妈妈比其他人更加需要被保护。正因为如此，当孕妈妈遇到紧急情况时，自己和家人会及时、正确地处理，对维护孕产妇和宝宝的健康至关重要。

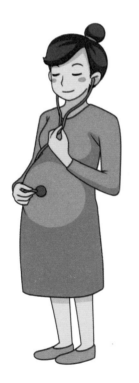

妊娠并发症需注意 预防治疗要及时

妊娠期重感冒：高热，头痛，寒战，剧烈咳嗽

伴随症状：鼻塞流涕、打喷嚏、身体乏力或酸痛

孕妈妈在怀孕期间免疫力减弱，所以稍不注意就容易患上感冒。感冒对于我们普通人来说是很正常的一件事，一般吃点药就可以了。对于孕妈妈来说，感冒就没这么简单了，因为大多数的孕妈妈出现感冒症状时，都不能随意用药，以免伤害到胎儿。所以懂点孕期感冒常识很重要。

😷 轻度感冒的症状及处理措施

典型症状：仅有打喷嚏、流鼻涕、咳嗽等症状。

处理措施：不需用药，注意多休息，多喝水，注意保暖，饮食清淡。

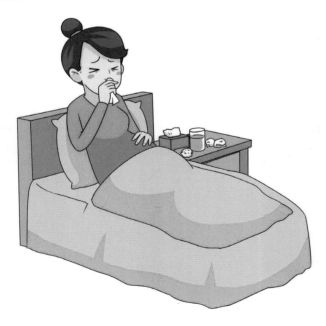

严重感冒的症状及急救措施

典型症状：除了轻度感冒的症状外，还会有发热、寒战、咽喉肿痛、剧烈咳嗽、咳痰、身体乏力或酸痛等症状。

急救措施：及时就医，遵医嘱用药治疗。

> 孕妈妈感冒后一定不要自己擅自服药，要去正规医院进行检查，遵医嘱进行治疗。

感冒后的日常护理

1.孕妈妈感冒后，应注意多休息，避免熬夜、劳累，放松心情，以免感冒加重。

2.多喝水，帮助有毒物质排出。

3.饮食清淡，多吃新鲜的蔬菜和水果；少吃刺激辛辣、炒炸油煎的食物；咳嗽时，少吃橘子、橙子等柑橘类水果；肠胃不适时，不宜喝冰冷饮料，也少吃油腻的食物。

4.注意避免到人口密集的场所，家中居室经常通风换气。

5.平时加强运动，可以增强体质，提高免疫力。

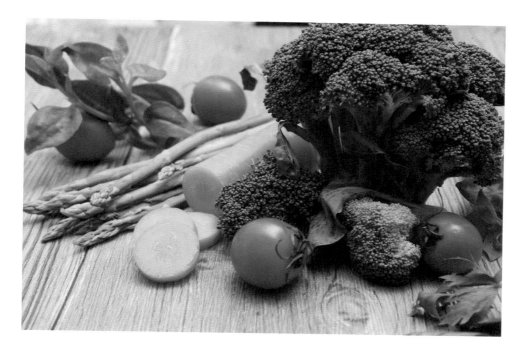

妊娠期严重水肿：轻按肌肤会下陷、没有弹性

伴随症状：脚掌、脚踝、小腿、面部水肿，尿量少

所谓的孕期水肿，是指大多数孕妈妈在怀孕期间出现的手脚水肿现象。一般到了怀孕后期，水肿情况较为常见，因为孕后期的子宫已大到一定程度，会压迫静脉，影响血液回流，从而造成下肢水肿。

另外，怀孕以后，孕妈妈的内分泌系统会发生变化，胎盘分泌的激素及肾上腺分泌的醛固酮增多，会造成体内钠和水分的滞留，也会导致水肿的出现。

症状及诱因

孕期水肿类型	病因	表现
生理性水肿	增大的子宫压迫从心脏经骨盆到双腿的静脉血管所致	水肿多发生在脚踝或膝盖以下，睡前更明显，脚抬高1小时，腿部和脚踝的水肿会减轻
病理性水肿	多由妊娠毒血症、肾脏病、心脏病或其他肝脏方面等疾病造成	全身都可出现水肿，用手轻按肌肤时，肌肤反应多会呈现下陷、没有弹性等现象

急救措施

◆病理性水肿

需及时就医，积极治疗原发病。

◆生理性水肿

这种情况较为常见，一般孕期结束后就会自然消失，孕妈妈可通过以下方法缓解水肿。

1.保持充足的睡眠，避免过于紧张和劳累。

2.不要久站、久坐，坐位工作时间长的孕妈妈，可以在脚下垫个矮凳，采取半坐卧位。工作间隙适当走动，以促进下肢血液回流。

3.休息时，尽量平躺或左侧卧。建议孕妈妈在睡前（或午休时）把双腿抬高15～20分钟，可缓解孕期水肿，预防下肢静脉曲张。

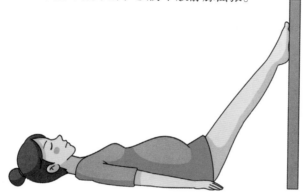

4.换上舒服的鞋子、袜子，不宜穿过紧的袜子，以免影响血液回流。

5.如果健康情况允许，孕妈妈可以进行适当的体育锻炼，如游泳，对减轻水肿有一定好处。

6.注意清淡饮食，低盐摄入，食盐量每日应控制在5克以下，避免食用加工、腌制食品或罐头等高盐食物，以免加重水肿。

7.多吃具有利尿作用的食物，如冬瓜、丝瓜、赤小豆、薏米等，可帮助改善水肿问题。

推荐食谱——鲜蘑焖冬瓜

材料： 鲜蘑150克，冬瓜350克，虾米10克，姜、葱各适量，盐、香油、料酒、鸡汤、食用油各适量。

做法：

1.冬瓜去皮切块，鲜蘑洗净切片，虾米浸透，姜去皮切片，葱切段。

2.锅内加水烧开，放入鲜蘑片、冬瓜块、葱段煮开，捞起备用。

3.油锅烧至六成热时放入姜片、虾米爆香，调入料酒，倒入鸡汤，放入煮过的冬瓜块、鲜蘑片，调入盐，焖至入味后淋上香油即成。

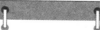

孕妈妈常因担心水肿严重，不敢喝水，其实这样做是不对的，因为孕期下肢水肿是子宫压迫或摄取太多盐分所造成的，并不是喝太多水的关系，所以孕妈妈仍要适量喝水。

妊娠期腿抽筋：
疼痛性痉挛，强直

伴随症状：肌肉紧张、心情差

在孕中期以后，大约半数以上的孕妈妈都会出现腿抽筋的情况，尤其在晚上睡觉时最容易发生。一般持续1~2分钟就停止了，但不适感会持续数小时。那么，当出现腿抽筋时，孕妈妈及家人要怎么做才能尽快缓解症状呢？这里给大家做了详细的介绍。

😷 症状及诱因

1.受凉。这是引起孕妈妈腿抽筋的直接因素，尤其夜晚温度较低，腿部很容易因为冷而发生痉挛抽筋。

2.劳累过度。随着孕妈妈身体越来越笨重，一些体力活动都可能引发疲劳，夜间休息时肌肉紧张状态若得不到改善，就很容易引发抽筋。

3.睡眠姿势不当。孕妈妈如果长时间保持一个姿势，就容易引起小腿肌肉酸痛和抽筋。

4.缺钙。孕期身体对钙的需求量大，如果孕妈妈长期钙摄入不足，就很容易因为缺钙导致腿抽筋。

😷 急救措施

1.牵拉足底：当抽筋刚开始时，孕妈妈迅速将脚伸直，自己或者准爸爸可牵拉、向上弯曲足底，准爸爸可用手握住孕妈妈抽筋的腿及前脚掌，向外侧旋转踝关节。

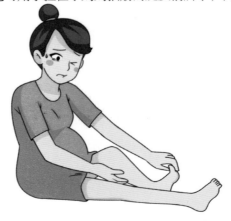

2.按摩腿部肌肉：准爸爸可以先将双手搓热，然后按摩孕妈妈发生抽筋处的肌肉。

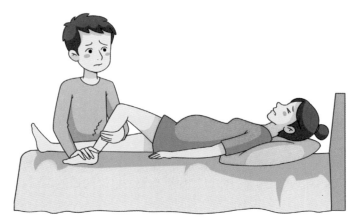

3.伸展腿后肌肉：如果站立时发生腿抽筋，孕妈妈需第一时间握紧椅背作为支撑，站直，膝部伸直，使腿后部肌肉伸展，同时均匀地深呼吸，也有助于缓解抽筋症状。

🚄 日常护理

1.多吃富含钙和维生素D的食物，同时要多出去晒晒太阳，以促进钙的吸收。

2.避免久站、久坐或走路太多，减轻腿部疲劳。

3.注意保暖，夜间盖好被子，平时也可让家人帮忙按摩，放松腿部肌肉。

4.保持适量运动，以不感觉疲倦为原则，可增强心肺功能，促进血液循环。

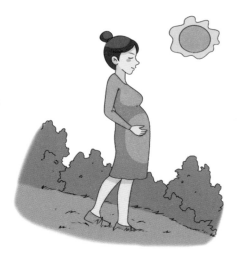

有些疾病导致的小腿抽筋，或者反复出现腿抽筋的情况，那就需要及时就医检查了。

妊娠期重度贫血：头晕目眩，乏力，心悸气短，晕厥

伴随症状：面色苍白、气促、头晕、眼花、耳鸣、水肿

贫血分为很多种，其中以缺铁性贫血较为多见。铁是制造血红蛋白的基本元素，含有血红蛋白的红细胞能把氧气运送到身体的其他细胞。随着孕月的增长，孕妈妈需要更多的铁来为额外增加的血液量合成血红蛋白。另外，孕妈妈还要调动一部分体内的铁来满足胎儿的需要。所以，如果孕妈妈摄入的铁不足，就很容易出现缺铁性贫血。

😊 症状表现

1.轻度贫血：孕妈妈会出现头晕、目眩、脸色苍白、耳鸣、失眠、皮肤粗糙、免疫力下降等问题。

2.严重贫血：头晕目眩、全身乏力、心悸气短甚至晕厥，时间长了可造成身体虚弱，使生产时子宫收缩无力、产程延长，给自身和胎宝宝的生命健康造成极大的威胁。

😊 急救措施

1.贫血情况较轻：孕妈妈需要加强营养摄入，改变不良饮食习惯，多吃含铁量高的食物，如瘦肉、动物肝脏、黑木耳、蘑菇和贝类等。

2.如果确定是缺铁性贫血，且通过食补也不能满足需要时，需在医生指导下服用补铁剂，不建议自己盲目补充。

3.如果贫血情况较为严重，需要及时就医，听从医生安排。

😊 愈后护理

1.注意饮食补铁，同时注意饮食要均衡，不要偏食，保证摄入均衡的营养。

2.孕妈妈由于孕吐或者胃口不佳容易引起食欲不振，不想吃东西，这种情况将加重贫血的状况。所以孕妈妈吃一些开胃食物，增加活动，可以帮助消化，改善食欲。

妊娠剧吐：频繁地恶心呕吐，不能进食，电解质紊乱

伴随症状：头晕、倦怠、择食、情绪差、疲惫

孕期出现孕吐，应该是每个孕妈妈都会遇到的情况，普通的恶心呕吐被称早孕反应。而少数孕妈妈恶心呕吐很严重，严重影响母胎健康，甚至生命，这种情况就称为妊娠剧吐。妊娠剧吐一般发生在孕1~3月，多见于初产妇。遇到这种情况，应该怎么缓解呢？这里给大家做了详细的介绍。

😀 典型症状

频繁的恶心呕吐，以致不能进食，严重时可引起电解质紊乱，引发代谢性酸中毒。

😀 急救措施

1.饮食调节：尽量远离让自己呕吐的食物和环境、气味，吃一些缓解孕吐的食物，如生姜、小米粥、柠檬、苹果等。

2.调整情绪：孕妈妈过于紧张的情绪也容易引起孕吐加剧，应该注意休息，保持愉悦的心情。

3.如果情况较为严重，则需及时就医。

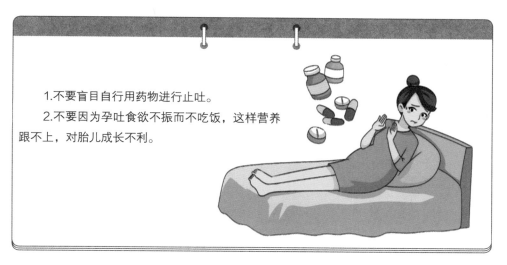

1.不要盲目自行用药物进行止吐。

2.不要因为孕吐食欲不振而不吃饭，这样营养跟不上，对胎儿成长不利。

妊娠期心脏病：呼吸困难，晕厥

伴随症状：气急、劳累更甚，不能平卧，咳嗽、咳泡沫样痰或咯血，发绀

在妊娠期、分娩期或产褥期，有些孕妈妈或产妇可能还会并发心脏病，这是一种比较严重的妊娠期并发症，主要是由于孕妈妈循环血量的增加，使得心脏负荷不了而导致的。妊娠期心脏病不及时治疗的话，将严重影响孕妈妈和胎儿的健康，甚至危及生命。

😊 妊娠期的急救措施

1.定期产检，及时了解病情，在36～38周提前住院待产。当发生心衰时，可边控制心衰边进行剖宫产，甚至终止妊娠，以减轻患者的心脏负担。

2.保证充足的休息，避免过度劳累和情绪激动。

3.避免营养过剩，控制饮食，少吃高油、高糖、高盐食物，注意体重不能过高。

😊 分娩期的急救措施

提前选择好适宜的分娩方式，遵医嘱。

😊 产褥期的急救措施

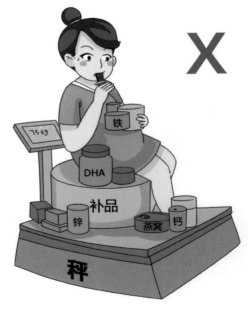

营养过剩不利于病情的控制。

1.产后密切监测产妇情况24～48小时，如有严重心脏病者，需监护更长的时间。

2.注意预防产后并发症，一旦发现大出血应积极治疗。

3.帮助产妇减轻心理负担，放松心情，有助于稳定病情。

妊娠期高血压疾病：血压升高，头晕头痛，蛋白尿

伴随症状：水肿、恶心、呕吐

有些孕妈妈在孕前血压正常，怀孕后才出现血压升高，这种情况就属于妊娠期高血压。如果不及时控制，持续升高的血压对母胎的伤害会越来越严重，非常危险。特别是高龄孕妈妈在孕20周以后，如果有高血压、水肿、体重突然上升等症状，就要小心妊娠期高血压相关疾病了。

典型症状

1.较轻者：容易出现水肿蔓延、头晕、失眠。

2.严重者：可能会出现抽搐、昏迷、肾功能衰竭、全身性出血等严重疾病。

只要治疗及时，在胎宝宝出生后，孕妈妈就可以摆脱妊娠期高血压带来的困扰了。但是患有重度妊娠高血压的孕妈妈不仅在孕期风险极大，胎宝宝出生后还容易遗留高血压、视力模糊等后遗症。

急救措施

1.注意休息：轻度的妊娠期高血压患者可住院，也可在家治疗。在此期间，密切监护母胎状态，如孕妈妈是否有头痛、视力改变、上腹不适等症状；每日测体重及血压；定时复查尿蛋白，监测血压、胎儿发育情况和胎盘功能。

2.调节饮食：患有妊娠期高血压的孕妈妈要严格控制盐的摄入量，不吃腌制食品，如咸菜、豆腐乳、咸肉等这些含盐量较高的食品，以免加重高血压的病情。

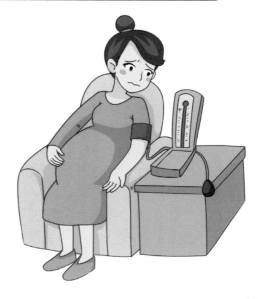

3.如果病症严重，需及时就医治疗。

> 如果患妊娠期高血压的孕妈妈已接受治疗，但情况仍不断恶化，则可能需要实施早产手术将胎儿分娩出来。

😀 日常护理

1.定期产检，观察有无水肿、头痛等不适症状，一旦有异常应提早就诊。

2.左侧卧睡眠，保证睡眠质量。

3.适量运动，但如果病情严重则需要在医生指导下进行。

4.保持心情愉快，有助于稳定血压。

5. 控制盐摄入量，每天摄入的盐分应限制在3～5克以内。

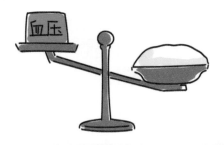

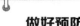
做好预防

1.做好产前检查工作：妊娠早期应测量1次血压，作为孕期的基础血压，以后定期检查，尤其是在妊娠36周以后，应每周观察血压及身体变化。

2.加强孕期营养：注意蛋白质、维生素、叶酸、铁剂的补充，对预防妊娠期高血压有一定作用。

3.重视家族诱发因素，提前做好治疗准备，更应加强产前检查，及早处理。

4.注意休息，避免劳累，规律生活。

5.合理饮食，营养均衡，避免体重增长过快。

6.适当运动，增强免疫力。

7.注意睡眠姿势：以左侧卧位为主，可帮助减轻子宫对主动脉、髂动脉的压迫。

8.注意保暖，在初春、秋冬季，孕妈妈更易发生血管痉挛、毛细血管收缩，要注意保暖。

先兆子痫：头痛，眼花，恶心呕吐，抽搐，昏迷

伴随症状：血压升高、蛋白尿、抽搐、瞳孔放大、全身肌肉强直、昏迷

先兆子痫，是妊娠期高血压的一种，也就是说，它是在血压升高的基础上发展而成的。一般常在妊娠20周以后出现高血压、蛋白尿综合征，进而损害肾功能、肝功能、血液系统。确诊后需及时住院治疗，对孕妈妈及胎儿进行监测。

典型症状

头痛、眼花、恶心、呕吐、上腹不适、血压升高、蛋白尿，病情发作时还伴有瞳孔放大，牙关咬紧、全身及四肢肌肉强直、身体强烈抽搐、呼吸暂停、面色青紫等情况。约1分钟抽搐减缓，全身肌肉放松。若抽搐频繁或患者昏迷不醒，则说明病情比较严重。

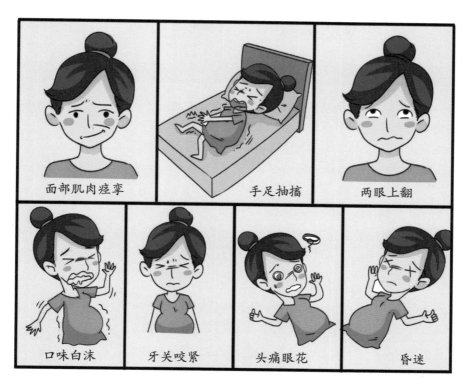

面部肌肉痉挛　　手足抽搐　　两眼上翻

口吐白沫　　牙关咬紧　　头痛眼花　　昏迷

🈂 急救措施

1.当孕妈妈子痫发生时，家属应立即在其牙齿之间塞入毛巾等东西，以防其抽搐中咬伤口唇或舌部。

2.及时拨打120急救电话，呼叫救护车。

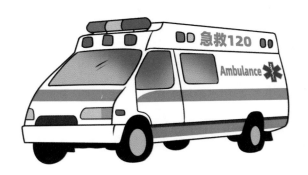

3.孕妈妈发生抽搐时，注意保护好孕妈妈安全，以免摔伤。

4.如果孕妈妈发生呕吐，应及时清理其口边的呕吐物，以免因为误吸而产生窒息。

1.切忌在孕妈妈全身抽搐时强力按压，抵抗肌肉的抽搐活动，以免对患者造成二次伤害。

2.禁止在孕妈妈神志不清时给其吃药喝水，以免呛入气管中引起窒息。

🈂 愈后护理

1.如果孕妈妈被确诊患有先兆子痫，就需要在家或住院休养，密切观察孕妈妈的情况，必要时及时治疗。严密观察血压、尿蛋白，及时发现胸闷、恶心、呕吐、头晕、眼花等症状，及时入院治疗。

2.重视产前检查，如果是妊娠期高血压疾病患者，应定期到门诊检查。

3.饮食要注意低盐，多吃高蛋白、富含维生素的食物。

4.孕妈妈要尽量放松情绪，不要过分激动或情绪起伏大。

5.合理运动，增强体质。

妊娠期低血压：血压下降，头晕，胸闷，晕厥

伴随症状：恶心、出冷汗、打哈欠

妊娠期低血压也是孕妈妈在孕期会出现的一种情况，这主要是由孕妈妈体内的气血不足导致的。如果是一般的低血压，孕妈妈没有明显症状则不必担心，对胎儿没有大的影响。如果症状比较严重，就需要及时采取措施了。

典型症状

1.孕妈妈的症状：主要表现为头晕、恶心、胸闷、出冷汗、打哈欠、面色苍白，检查血压降低、脉率加快等。

2.胎儿的症状：会因孕妈妈血压低而缺氧，伴有胎动增加、胎心率加快，后期胎动减慢、胎心率降低等。如因血压低导致孕妈妈出现严重头晕、休克等，则可造成胎儿缺血、缺氧的宫内窘迫综合征。

急救措施

1.注意观察孕妈妈血压的变化，如果情况严重需及时就医。

2.注意饮食调养：

●合理膳食，保证营养均衡。

●选择适当的高钠、高胆固醇饮食，帮助血压上升。

3.调整生活习惯，注意休息，避免疲劳。

4.进行适当的锻炼，锻炼时应缓慢，减少过度流汗，低血压严重时不宜运动。

5.洗澡时水温不能太高，以防血管扩张，血压下降得更严重。

6.当头晕发作时应立即坐下或侧卧休息。

妊娠血压标准与非妊娠的血压标准是一样的，当收缩压小于90毫米汞柱（12千帕），或者舒张压小于60毫米汞柱（8千帕），就是妊娠期低血压。

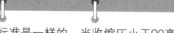

妊娠糖尿病：
多饮，多食，多尿

伴随症状：羊水过多、巨大胎儿

妊娠糖尿病包括妊娠合并糖尿病及妊娠期糖尿病，前者指的是怀孕前母体已经患有糖尿病，而后者指的是孕妈妈在妊娠期才出现和发现糖耐量异常。

大多数的妊娠期糖尿病患者在早期都没有明显的临床表现，都是通过在怀孕24~28周的糖耐量试验检查，有异常才发现的。不管是哪种类型的糖尿病，都会对母胎健康造成严重影响，必须积极应对。

😷 典型症状

1.多饮、多食、多尿，这是妊娠期糖尿病的典型症状。

2.容易合并羊水过多，或者是巨大胎儿。

> **妊娠期糖尿病的诊断标准**
>
> 空腹血糖≥5.1毫摩尔/升，口服75mg葡萄糖后1小时血糖≥10.0毫摩尔/升，口服75mg葡萄糖后2小时血糖≥8.5毫摩尔/升，任何一项血糖符合以上标准就可以诊断为妊娠期糖尿病。

😷 急救措施

1.如果血糖水平不是很高，可以通过控制饮食、加强运动来进行调理。比如多吃粗粮，补充膳食纤维、蛋白质等，避免吃引起血糖升高的食物；每餐后半小时外出散步30~50分钟，对降糖都有较好的辅助效果。

2.如果血糖水平较高，通过饮食、运动等方法也无法控制，可根据医生建议服用降糖药物，或者注射胰岛素。

3.加强孕期母婴监护，定期检查身体，密切监测血糖变化。

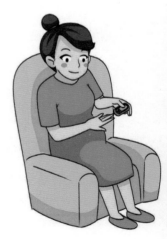

4.如果孕妈妈在孕晚期无其他并发症，胎儿状况良好，等待至妊娠38~39周终止妊娠。如果孕妈妈血糖控制不稳定，并且有其他的并发症，等胎儿成熟后应立即终止妊娠。

5.分娩后产妇应注意休息，并且密切关注血糖、尿糖及酮体变化，及时调整胰岛素用量。

妊娠期便秘：
腹胀腹痛，排便困难

伴随症状：头痛、舌苔黄腻、口有恶臭、食欲缺乏、精神抑郁

便秘是孕期最易出现的问题，并且会在整个孕期困扰着孕妈妈。这是因为怀孕之后，孕妈妈体内激素发生变化，消化系统也会发生改变。而且，不断增大的子宫也会压迫直肠，导致排便困难。便秘给孕妈妈带来了很多痛苦，需要及时调治。

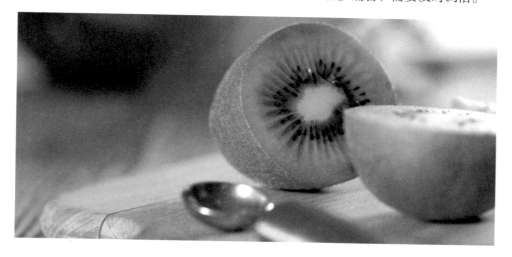

🔲 典型症状

1.排便困难：大便干燥，排便费力，腹部胀痛，有排便不尽感，甚至出现肛裂，大便表面带血。

2.伴随症状：孕妈妈还可能会感觉头痛、舌苔黄腻、口有恶臭、食欲缺乏等。

🔲 急救措施

1.孕妈妈要养成定时如厕的好习惯，最好在每天晨起或早餐后如厕，平时有便意时及时如厕，避免憋便。

2.注意多喝水，多吃富含膳食纤维的蔬果，以促进排便。

3.孕妈妈平时要适当运动，多散步，以增强胃肠蠕动。

4.注意休息，保持心情愉快，使精神压力得到缓解，也是减轻便秘的好方法。

妊娠期前置胎盘：
阴道反复出血

伴随症状：贫血、孕妈妈休克、胎儿窘迫甚至死亡

前置胎盘，是妊娠晚期的一种严重并发症，也是妊娠晚期阴道流血最常见的原因。孕妈妈怀孕28周后，胎盘附着于子宫的下段，甚至胎盘下缘达到或覆盖宫颈内口，其位置低于胎先露部的情况称为前置胎盘。

典型症状

●完全性前置胎盘：初次出血时间较早，反复出血，次数频繁，出血量较多。

●边缘性前置胎盘：初次出血发生较晚，多在妊娠37～40周或临产前后，出血量较少。

●部分性前置胎盘：初次出血时间和量介于以上两者之间。

●无阴道出血的前置胎盘。

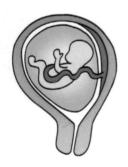 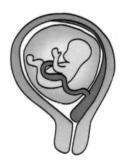 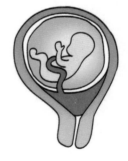

正常胎盘　　　　　　　边缘性前置胎盘　　　　　完全性前置胎盘

急救措施

1.在妊娠早期发现胎盘前置不必太惊慌，应由医生判断是不是真的胎盘前置。

2.注意卧床休息，以左侧卧位为宜，如有腹痛、出血等不适症状，立即就医。

3.定期观察胎盘位置变化，一旦出现阴道流血，要立即送医院就诊。

4.保持外阴清洁，勤换内裤，预防感染。

5.饮食应营养丰富，增加蔬菜、水果的摄入，多喝水，避免便秘。

胎盘早剥：阴道流血，腹痛

伴随症状：腰酸痛、恶心、呕吐、血压下降

如果胎盘在孕20周后或分娩时，部分或全部从子宫壁剥离，就称为胎盘早剥。胎盘早剥是妊娠晚期的一种严重并发症，疾病发展迅猛，若处理不及时可危及孕妈妈和胎儿的生命。

📷 典型症状

1.轻型：多见于分娩期，以无痛性阴道出血为主，出血量多，颜色暗红，伴有轻度腹痛或无明显腹痛。

2.重型：突然发生的持续性腹痛或腰酸痛，阴道出血，常伴有恶心呕吐、血压下降。

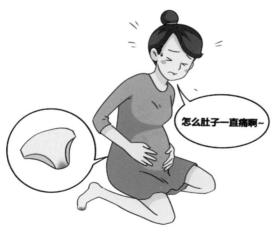

怎么肚子一直痛啊~

📷 急救措施

1.积极处理：一旦怀疑是胎盘早剥，及时就医进行治疗。

2.让孕妈妈采取侧卧位（休克患者采取休克卧位），进行吸氧、心电监护、胎心监测，必要时进行输液和输血。

3.一旦确定是严重的胎盘早剥，必须及时终止妊娠。

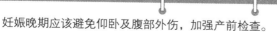

妊娠晚期应该避免仰卧及腹部外伤，加强产前检查。

异位妊娠：剧烈腹痛，阴道出血，晕厥，休克

伴随症状：停经、恶心呕吐、晕厥、休克

异位妊娠，也称为宫外孕，是临床上常见的一种急腹症，它是指受精卵在子宫腔以外的地方着床发育的一种情况，多因生殖系统疾病或损伤等原因导致病情凶险，必须立即采取措施。

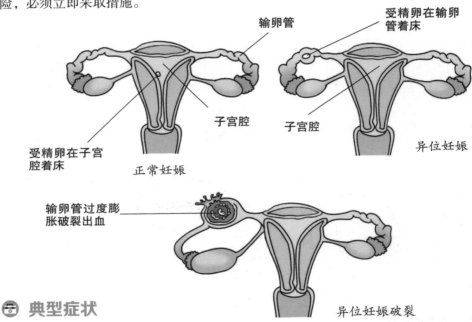

受精卵在子宫腔着床

正常妊娠

输卵管

子宫腔

受精卵在输卵管着床

子宫腔

异位妊娠

输卵管过度膨胀破裂出血

异位妊娠破裂

🔊 典型症状

1.停经：多有6～8周停经史。

2.阴道出血：患者会出现不规则的阴道出血，色黯红，量少，一般不超过月经量。

3.突发下腹痛：下腹一侧突然出现撕裂样或阵发性剧烈疼痛，甚至扩散至全腹部、肩胛部。

4.晕厥与休克：轻者出现晕厥，严重者出现休克。

🔊 急救措施

1.紧急拨打120急救电话。

2.在救护车到来之前，应当让患者保持头低、脚高的姿势，并注意保暖。

孕产期紧急情况别耽误
急救办法用得上

子宫破裂：
大出血，子宫体压痛，血尿

伴随症状：腹部撕裂痛、宫缩停止、呼吸急迫、面色苍白、脉搏细数、血压下降

子宫破裂是指在妊娠晚期或分娩过程中，出现的子宫体部或子宫下段破裂的情况，发病突然，病情危急，必须立即采取正确的急救措施。

典型症状

1.不完全子宫破裂：症状并不明显。

2.完全性子宫破裂：患者会感觉腹部有撕裂一样的疼痛，宫缩停止，同时有呼吸急迫、面色苍白、脉搏细数、血压下降等症状。

急救措施

一旦怀疑发生了子宫破裂，要立即送医或拨打120急救电话，进行手术治疗。

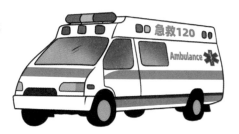

愈后护理

1.注意卧床休息，且不要有大动作，注重保暖工作。

2.注意清淡饮食，以粥和汤为主，易消化和吸收，对病情恢复有帮助。

3.注意个人卫生，预防感染，以免复发或发生其他感染。

胎膜早破：无任何征兆突然阴道排液，早产

伴随症状：稀薄如水、排液的量不等

羊水是包在胎膜（由羊膜和绒毛膜组成）里的无色透明的液体。在整个妊娠期间，羊水可以使胎儿在孕妈妈的子宫内活动自如，免受外力的挤压，缓解外力的碰撞，因此对胎儿有良好的保护作用。如果胎儿尚未足月，胎膜就已经破了，就属于胎膜早破，这往往是早产的征兆。这时如果不及时采取措施，很可能会导致滞产和胎儿缺氧。

😀 典型症状

1.低位破水：即破水的地方靠近阴道，孕妈妈能明显感觉到有水状的液体从阴道内流出，并且量是比较多的。

2.高位破水：即破水的位置在子宫颈附近，羊水是缓慢流出的，或者是间断的，孕妈妈阴道会有潮湿感，这种情况类似于阴道发生感染时有分泌物流出。

😀 急救措施

1.孕妈妈不要惊慌，应平卧在床上，把枕头放在臀下，抬高臀部，尽量保持头低臀高位。这样可以防止脐带脱垂，尤其是胎儿臀位和双胎孕妈妈更应该注意。

2.在外阴垫上一片干净的卫生巾，注意保持外阴的清洁，不可以再入浴。

3.只要发生破水，不管孕妈妈是否到预产期，有没有子宫收缩，都必须立即赶往医院就诊。即使在赶往医院的途中，也需要采取臀高的躺卧姿势。

4.入院后，根据孕妈妈的具体情况，医生会做出相应的处理。

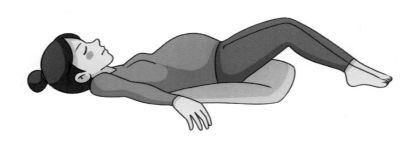

产褥感染：发热，腹痛，局部灼热、坠痛、肿胀，恶露变化

伴随症状：畏寒、发热、阴道黏膜充血、水肿、腹胀、肛门坠胀感

产褥感染，是指发生在分娩时或产褥期的感染，是由于生殖道受病原体侵袭所致，会引起局部或全身的感染，不及时治疗甚至会导致死亡，是产妇死亡的四大原因之一。所以，当发现有产褥感染时，一定要及时就医治疗。

典型症状

发热、腹痛和异常恶露是产褥感染最主要的临床表现。根据感染发生的部位，将产褥感染分为以下几种类型：

类型	症状表现
急性外阴、阴道、宫颈炎	局部灼热、坠痛、肿胀，炎性分泌物刺激尿道可出现尿痛、尿频、尿急，会阴切口或裂伤处缝线嵌入肿胀组织内，针孔流脓
剖宫产腹部切口、子宫切口感染	局部红肿、触痛、组织侵入有明显硬结，并有浑浊液体渗出，伴有脂肪液化者其渗出液可呈黄色浮油状，严重患者组织坏死、切口部分或全层裂开，伴有体温明显升高，超过38℃
急性子宫内膜炎、子宫肌炎	产后3~4天开始出现低热、下腹疼痛及压痛、恶露增多且有异味，如早期不能控制，病情加重会出现寒战、高热、头痛、心率加快等症状

急救措施

一旦发现产妇在产褥期有发热、腹痛和恶露的变化，一定要谨防是产褥感染，要及时到医院检查治疗。

1.保持外阴清洁。

2.注意休息，取半卧位，以利于恶露引流，并可使炎症局限在盆腔内。

3.加强营养，注意多饮水。如不能进食应予静脉补液。

4.病情严重或有贫血者可给予少量多次输血，注意纠正电解质紊乱。

急性乳腺炎：
发热，乳房疼痛、红肿

伴随症状：乳房胀满变形、发热、寒战、脓肿

急性乳腺炎也是很多新妈妈会出现的一种急性病症，通常发生在产后3~4周，是乳腺的急性化脓性感染，以初产妇多见。发病后会给新妈妈带来很大痛苦，乳腺组织破坏引起乳房变形，影响喂奶。

🔘 典型症状及诱因

类型	病因	症状表现
淤积性乳腺炎	发生于产褥初期（常在产后1周左右），由于初产妇缺乏哺乳经验，易致乳汁淤积，未按时排空所致	双乳不等程度胀痛，并有中度体温升高（38.5℃左右），乳房胀满，表面微红（充血），压痛，但经吸出乳汁后症状多能消失
化脓性乳腺炎	多由于葡萄球菌或链球菌通过破裂的乳头感染所致	突发高热，伴有寒战，乳房触痛，局部皮肤出现红点或红线，乳晕下脓肿

🔘 急救措施

1.用宽松的文胸托起乳房，可减轻疼痛，促进局部血液循环。

2.也可用毛巾热敷患侧乳房，有利于促进血液循环，消除肿胀，控制炎症扩散。

3.促进乳汁排空：

●患侧的乳房应停止哺乳，用手或吸乳器将乳汁排尽，促使乳腺通畅。

●健侧乳房继续哺乳，不要停止，否则不仅影响宝宝的喂养，还更容易造成乳汁淤积。

●若感染严重已成脓肿，则需切开引流，此时应禁止哺乳。

4.注意乳头清洁，哺乳前后清洗、擦拭乳头。

5.药物治疗：为保证宝宝的健康，可在医生的指导下使用安全的抗生素。

产后抑郁：情绪低落，悲伤哭泣，焦虑，失眠，自伤自杀

伴随症状：注意力不集中、失去自信、食欲及体重下降

产后抑郁是一种心理疾病，特指发生在女性产后这一时期的抑郁症状。产后抑郁的病因尚不清楚，可能与遗传或激素的变化有关。如果不及时治疗，会对产妇、宝宝和家人都造成伤害。

典型症状

1.情绪改变：患者长时间感到心情压抑、闷闷不乐、情绪低落、悲伤哭泣、烦躁不安、易激惹发火，严重时出现悲观绝望、自伤自杀等情况。

2.精神疲乏：患者常感到疲惫、无力，经过休息或睡眠也无法恢复精力，难以照顾宝宝。

3.伴随症状：患者还会感觉焦虑，注意力不集中，失去自信，对任何事情都没有兴趣，甚至出现睡眠障碍、食欲及体重下降等。

急救措施

1.一旦发现产后新妈妈有抑郁情况，应尽快到正规医疗机构治疗，避免病情加重，避免不良的后果发生。

2.家属要耐心对待患者，注意给予更多的关爱，应帮助其树立信心，调整情绪。

3.为患者创造安静、闲适、健康的休养环境和氛围，对患者日常生活进行照顾，让患者感受到温馨和支持。

4.家人要注意观察产妇的情绪变化，出现不良情绪时要及时进行劝解疏导，警惕自杀等不良行为的发生。

尽可能早期发现，早期治疗，如果病情严重，考虑住院治疗。

产后子宫脱垂：腰骶疼痛、下坠感，有肿物自阴道脱出

伴随症状：腰酸，白带增多，排尿、排便异常

子宫脱垂，是指子宫从正常位置沿阴道下滑，甚至全部脱出阴道口以外的情况。主要是分娩时比较困难，使盆腔肌膜、子宫主体韧带、盆腔肌肉受到过度的牵拉导致的。

典型症状

1.腰骶疼痛、下坠感：患者会感觉腰骶部酸痛不适或有下坠感，疼痛程度不一，尤其在久站或劳累后症状更为明显，在卧床休息后症状会减轻。

2.有肿物自阴道脱出：病情严重的患者，会在走路、下蹲、弯腰、排便、用力咳嗽等腹压增加时，有肿物自阴道口脱出。

3.伴随症状：患者可能会伴发排尿或排便异常。

子宫脱垂程度判断

程度		症状表现
I度	轻度	宫颈外口距处女膜缘＜4cm，未达处女膜缘
	重型	宫颈已达处女膜缘，阴道口可见宫颈
II度	轻度	宫颈脱出阴道口，宫体仍在阴道内
	重型	宫颈及部分宫体脱出阴道口
III度		宫颈与宫体全部脱出阴道口外

急救措施

1.提肛法：吸气时，提肛缩腹，做肛门上收动作，停留10秒，放松。每次10~15分钟，每日3次。

2.缩阴法：想象在小便的过程中，暂停小便几秒钟，每次缩紧持续10秒，放松，反复练习。

子宫复旧不全： 腰腹痛，恶露不断

伴随症状：下腹部坠胀感、恶露血量明显增多、发热

子宫复旧不全，是产后较常见的并发症，是指在自然分娩或者是剖宫产术后，子宫没有按时收缩，达到复原的状态，主要是由于产后子宫收缩或内膜再生异常导致的。一般情况下，如果产后血性恶露持续10天仍然没有干净，就意味着子宫复旧不全，需及时就医检查治疗。

典型症状

1.血性恶露持续时间长：生产10天后仍有大量含有血液的血性恶露排出，持续不止，如果有感染，恶露还会浑浊并带有臭味。

2.伴随症状：患者常伴有腰部酸痛、下腹部坠胀感或坠痛、发热等症状。

急救措施

一旦怀疑是子宫复旧不全，应该尽快到医院就诊，对症治疗。轻症患者也可以通过以下方法进行辅助治疗。

1.适当活动或轻度用力按压子宫，有利于促进恶露排出。

2.坚持母乳喂养，让宝宝多吸吮乳头，可促进缩宫素的释放，有利于子宫恢复。

3.如果患者排尿困难，可用暖水袋等热敷下腹部，以促进排尿。

预防产后子宫复旧不全

1.在怀孕期内，提高孕妈妈身体素质。

2.做好孕妈妈分娩及产褥期护理，尽可能防止子宫复旧不全发生。

3.产后，新妈妈不宜长时间仰卧，初期尽量下床活动。

4.防止产后尿潴留，产后4小时后尽量小便。

偶遇意外怎么办 紧急处理要得当

意外脚扭伤：受伤部肿胀、疼痛，关节活动障碍

伴随症状：关节损伤、骨折、韧带损伤

随着腹中胎儿逐渐增大，孕妈妈行动越来越不便，有时候稍微不注意就很容易发生意外扭伤，造成韧带撕裂或者关节损伤。这个时候一定要及时急救，以免影响腹中胎儿健康。

📋 判断伤情

程度	症状表现
I级	轻度损伤，伴有疼痛，几乎没有肿胀，走路稍微不舒服，但不影响正常生活，通常在2~4周之内恢复
II级	中度至重度疼痛，走路困难，可能会出现轻微的瘀伤和肿胀，脚踝会僵硬，无法正常活动
III级	立即感到严重的疼痛感，受伤部位肿胀、瘀青，疼痛不能忍受

🩹 急救措施

1.孕妈妈发生扭伤后，切忌盲目按摩，因为盲目按摩可能会加重局部的肿胀程度。

2.扭伤后48小时之内，家人可以为患者用冰块外敷，能加速局部损伤的毛细血管痉挛、收缩，可以减少肿胀，缓解疼痛。

3.如果受伤情况很严重，需要及时去医院就医。

孕妇脚扭伤以后不能自己用药或者贴膏药治疗，最好请专业医生治疗。

意外摔倒：疼痛，局部红肿、骨折，流产

伴随症状：出血、骨折、软组织损伤

怀孕期间是一段特殊的时期，孕妈妈需要特别保护，孕妈妈由于身体行动不便或者发生低血压、低血糖等情况时，容易发生意外摔倒，严重情况可能危及腹中胎儿生命，所以孕妈妈要格外注意。

🚑 急救措施

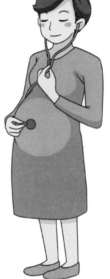

1.孕妈妈意外摔倒后，如果情况不严重，腹中胎儿胎动正常，胎心正常，也没有出血或腹痛等情况，随后可察看摔伤部位是否有擦伤或出血情况，如果有，需及时进行消毒、止血、包扎处理，送去医院就诊。

2.如果情况比较严重，危及到腹中胎儿，发生腹痛及阴道出血，需要立即到医院就诊。

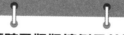

预防孕妈妈摔倒是关键

1.怀孕后孕妈妈由于重心不稳，建议穿平底、防滑鞋，勿穿高跟鞋，以防跌倒。

2.孕妈妈行动要稳、慢，走路的时候不要走得过快、过急，尤其是在上下楼梯时要注意用手扶稳栏杆；由坐着到站立时动作要慢，以免发生意外。

3.家人做好居家防范措施：孕妈妈要注意洗手间、厨房等湿滑地方，可以铺一个塑胶防滑垫，做好防范措施。家里尽量减少杂物，并将各种用物妥当放置，以免摔倒。

4.勿到人群密集处，以免被推挤或碰撞。

5.孕妈妈洗澡时，要注意通风，水温不宜过高，洗澡时间控制在20分钟以内，以免室内空气逐渐减少，氧气供应相对不足，导致意外。

突发分娩：子宫收缩，腹痛，突然生产

伴随症状：子宫底下降、见红、羊水早破

分娩，就是宝宝要出生了，而突然分娩就是孕妈妈还未到预产期就提前生产。这个时候切忌忙乱，而是要做好分娩急救。

😊 急救措施

1.第一时间拨打120急救电话，或者送往就近医院。

2.家人首先不要紧张，要冷静，安抚孕妈妈情绪，因为过度紧张会引起肌肉收缩，易导致产程乏力。

3.如果孕妈妈胎膜破了，要保持臀高卧位，以免羊水流失过多。

4.如果是在家中发生，家人要尽快准备入院物品，比如入院所需证件、医疗卡、档案，以及所需现金、产妇和宝宝的物品等。

5.当孕妈妈宫缩发动时，应及时采用腹式呼吸法缓解阵痛。在宫缩间歇期，要好好休息，以积蓄力量，迎接即将到来的分娩。家人可以为孕妈妈准备巧克力等食物，帮助孕妈妈及时补充体力。

腹式呼吸法，即发生宫缩时，用鼻子深深吸气，再用嘴慢慢吐气。

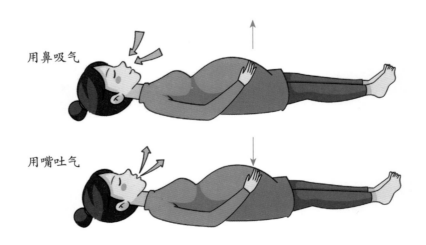

用鼻吸气

用嘴吐气

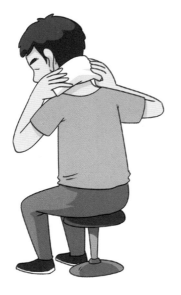

第四章

正确处理，『急』时能挺住

都说健康是革命的本钱，而成功，如果没有健康做基础，就不算成功。现在的人由于生活压力大，也会出现各种不适情况，甚至突发疾病或发生意外伤害，这个时候无论是为自己还是为家人，一定要知道如何急时处理各种问题。

男性烦恼心莫急 及时处理身体强

包皮嵌顿：局部疼痛，排尿困难，阴茎头缺血坏死

伴随症状：包皮局部水肿、阴茎头水肿充血、疲乏、发热、食欲不振

包皮嵌顿是一种发生在包皮上的疾病，是指包茎或包皮外口狭小、包皮过长，如果将包皮向上翻不能及时复位时，狭小的包皮口可能会勒紧在阴茎上，致使包皮远端和阴茎头的血液回流受阻发生肿胀。

🏥 典型症状

1.阴茎肿痛：患者会感觉阴茎疼痛、红肿，嵌顿时间越长，疼痛越剧烈，肿胀越严重。如果不及时处理，包皮和阴茎头就可能发生缺血，导致局部溃烂和坏死。

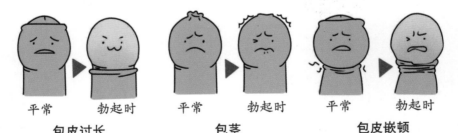

平常	勃起时	平常	勃起时	平常	勃起时
包皮过长		包茎		包皮嵌顿	

2.伴随症状：患者还会出现排尿困难、疲乏、发热、食欲不振等症状。

🏥 急救措施

遇到此类情况患者不要过于忧虑，大部分患者可以自行复位，不用过于担心。

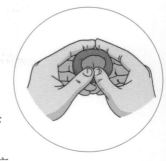

如果不能自动恢复，可以采取以下措施：

1.用两手食指和中指握住包皮，两手拇指放在阴茎头部并轻轻用力将其推向包皮内。

2.如果自行复位没有效果，需及时去医院进行处理治疗。

包皮系带损伤：
局部撕裂样疼痛，出血

伴随症状：局部红肿、出血

包皮系带位于包皮内龟头腹下部，连接着龟头和阴茎的皮肤褶皱部位。出现撕裂损伤大多数是由于男性包皮过长，在性生活过程中用力过猛，或者意外伤导致的。

☺ 典型症状

系带处撕裂，由于系带部位血供相对较为丰富，因此还会出现出血，伴有一定的疼痛。

☺ 急救措施

损伤程度	处理方法
撕裂较轻	1.及时进行局部消毒，然后外用纱布包扎； 2.及时去医院检查是否损伤到神经
损伤严重	立即进行局部止血，然后送去医院进行手术缝合及治疗，配合使用治疗药物

☺ 愈后护理

1.注意受伤部位清洁卫生，避免感染发炎，加重病情。

2.注意调整心态，好好休养。

3.注意饮食清淡，忌辛辣刺激、发物等食物。

4.做好复查工作，有问题及时就医。

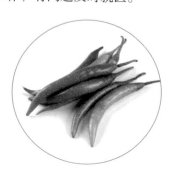

患病期间忌辣椒等辛辣食物！

阴囊及睾丸损伤：
阴囊肿胀、疼痛、出血

伴随症状：恶心 呕吐、局部皮肤青紫、休克

男性阴囊处的软组织松弛，睾丸活动度较大，阴囊内容物组织脆嫩，抗损伤能力较差。一旦受到直接暴力打击，比如踢打，就很容易受伤。

典型症状

1.局部剧痛：阴囊疼痛，患侧睾丸肿大质硬，有明显触痛；严重者痛感可延伸放射至下腹、腰或上腹部，甚至可发生痛性休克。疼痛时还可伴有恶心、呕吐症状。

2.局部皮肤改变：患者的阴囊会发生肿胀，皮肤青紫淤血。

急救措施

1.如果受到的打击不是很严重，应及时让患者站起来使劲蹦跳，使缩上去的睾丸迅速下降到原来位置。

2.避免睾丸受压，血液供应中断，导致睾丸组织坏死。

3.如果阴囊在短时间内肿起来，并且疼痛不止，需要立即送往医院进行检查和救治。

愈后护理

1.注意保护睾丸，避免再次损伤。

2.注意休息，适当活动，短期内避免骑行和过度劳累。

3.注意患处卫生，防止感染。

4.做好心态调整，树立信心，积极治疗。

5.遵医嘱，定期复查。

急性前列腺炎：
● 盆骶疼痛，排尿异常，发热 ●
伴随症状：性功能障碍、尿频、尿急、乏力

急性前列腺炎主要由细菌感染导致的前列腺的急性炎症，是男性泌尿生殖系常见的感染性疾病之一，一般起病较急，需要及时正确地处理。

🔲 典型症状

1.排尿不适：患者会出现尿频、尿痛、尿灼热、排尿困难等症状，早上还会发现尿道口有许多黏液分泌物。

2.伴随症状：有些患者会感觉后尿道、会阴和肛门处有坠胀不适感；有些患者会伴有恶寒、发热、乏力等全身症状；有些患者还会有性欲衰退、射精痛、射精困难等症状。

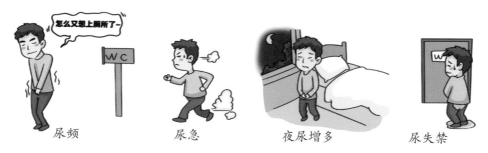

尿频　　　　　尿急　　　　　夜尿增多　　　　尿失禁

🔲 病情较轻的患者

1.卧床休息，避免熬夜和过度劳累。

2.禁止饮酒，避免辛辣刺激性食物。

3.可进行热水坐浴或者热敷，有利于缓解症状。

4.保持大便通畅，防止便秘。

5.禁止性生活。

6.遵医嘱，进行复查。

🔲 病情较重的患者

当患者症状明显时，应及时就医，以免转成慢性前列腺炎，更难治愈。

突发急病要注意 自我急救最关键

睡眠呼吸暂停：夜间睡眠打鼾，呼吸暂停，窒息，心源性猝死

伴随症状：睡眠浅、易怒、焦虑、注意力不集中、记忆力减退

睡眠呼吸暂停综合征是指睡眠时出现呼吸暂停、通气不足而导致的一系列病症。常见于肥胖的中年人，男性多发。呼吸暂停会使大脑、血液缺氧，给患者带来危险，甚至会引发多种并发症。所以，当发现睡眠时打鼾、有呼吸暂停现象时，一定要及时治疗。

🔆 典型症状

1.打鼾、会憋醒：患者在睡眠中会打鼾，声音响亮，偶尔呼吸和鼾声都会停止，过一会儿又继续打鼾，如此反复；有时呼吸暂停时间稍长会被憋醒，睡眠很浅。

2.伴随症状：患者白天犯困、疲劳、注意力不集中，情绪也不稳定，有时出现心动过缓或心律失常等症状。

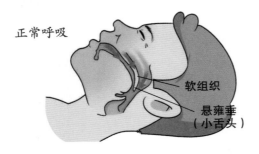

正常呼吸

软组织

悬雍垂
（小舌头）

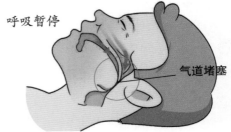

呼吸暂停

气道堵塞

🔆 急救措施

1.对睡眠呼吸暂停的患者，可让其翻翻身，侧卧位睡眠，可暂时缓解呼吸暂停症状。

2.尽快到医院做一次睡眠监测，评估病情严重程度，再选择治疗方案。

心脏骤停与猝死：
突然晕倒，意识丧失

伴随症状：触颈动脉、股动脉无搏动，心前区听不到心跳

心脏骤停，就是指心脏突然停止跳动，心脏不跳了，也就不能射血了，血液停止循环，如果不及时抢救的话，患者将在几分钟内死亡。而这种出乎意料的突然心跳停止，医学上又称为猝死。男性工作压力大，过度劳累，都可能引发心脏骤停。

📋 典型症状

临床分期	症状表现
前驱期	心绞痛、气急或心悸加重，易于疲劳等
发病期	心绞痛、胸痛、急性呼吸困难、突然心悸、持续心动过速、头晕目眩等
心脏停搏期	心音消失、脉搏触不到、血压测不出 意识突然丧失或伴有短暂抽搐，抽搐常为全身性 呼吸断续、昏迷、瞳孔散大等
死亡期	心室颤动或心室停搏

引起心脏骤停的原因

心脏疾病，大血管病变，呼吸道疾病，电解质和酸碱平衡紊乱，药物过敏，中毒。

📋 急救措施

1.患者意识丧失时，立即使患者仰卧，施救者查看患者有无呼吸，脉搏有无跳动，如确认心脏骤停，立即拨打120急救电话。

2.解开患者衣领与腰带，去除患者口、鼻腔中的异物，保持呼吸顺畅，保持头偏向一侧。

3.立即进行心肺复苏术，一直到患者恢复呼吸或救护车赶到。

4.如果附近有自动体外除颤器（AED），应尽快拿来，连接并使用。

胃溃疡出血：上腹部、胸骨或剑突后疼痛，呕血，便血

伴随症状：反酸、嗳气、恶心、呕吐、上腹部饱胀或不适、食欲减退

　　胃溃疡，是指发生在胃内壁的溃疡。胃的内壁上有一层胃黏膜，有保护胃壁的作用，当因为一些原因使胃黏膜出现破损时，就容易在破损的部位发生溃疡。大部分胃溃疡都是由幽门螺杆菌感染引起的，如果男性饮酒过多，则更容易诱发此病。不过只要及时治疗，大部分患者都是可以根治的。

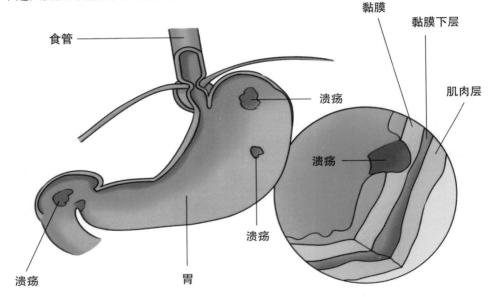

胃溃疡

📖 典型症状

　　1.上腹部疼痛：患者会感觉上腹部有烧灼痛，有时胸骨、剑突后也会疼痛；疼痛多出现在餐后1小时内，经1~2小时后逐渐缓解，到下餐进食后疼痛又出现，如此反复。

　　2.伴随症状：患者常会伴有消化不良、恶心呕吐或呕血、嗳气、食欲下降、不明原因的体重减轻、黑便等症状。

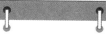

部分患者胃溃疡可能没有症状，也可能是以出血或穿孔为首发症状，比如：如果从上腹部剧痛转为全腹部持续性剧烈疼痛，伴恶心、呕吐，则可能是溃疡穿孔的表现；如果有咖啡渣样或带血的呕吐物，大便黏稠呈黑色或深红色，则可能是溃疡出血。

😷 急救措施

1.轻症患者：可服用抑制胃酸分泌和保护胃黏膜的药物缓解疼痛。

2.溃疡出血的患者：应立即送医或拨打120急救电话，在此期间，让患者保持中凹卧位，头偏向一侧，防止呕吐物堵塞呼吸道。

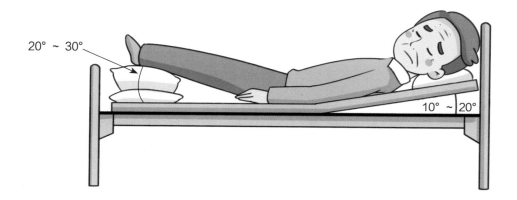

3.溃疡急性穿孔的患者：应立即送医或拨打120急救电话，在此期间，让患者保持侧卧、半卧位或屈膝的体位，以减轻腹肌的张力和疼痛。

😷 愈后护理

1.卧床休息，避免劳累，不熬夜。

2.注意饮食调整，按时吃饭，防止过饱、过饥，少食多餐，忌饮酒、辛辣、冷硬、油腻等食物。

3.保持心情愉快，减轻精神压力，也能促进病情恢复。

4.注意卫生，减少感染幽门螺杆菌的机会。

5.胃溃疡患者需遵医嘱用药。

6.如果家族中有胃癌史的胃溃疡患者需定期复查，建议每年复查一次胃镜。

急性胰腺炎：
腹痛，恶心，呕吐，发热

伴随症状：腹胀，水、电解质及酸碱平衡紊乱，低血压，休克，黄疸

　　急性胰腺炎是一种急腹症，是由胰液消化自身组织引起的一种炎症反应。男性应酬多，大量饮酒、暴饮暴食，最容易引发急性胰腺炎。胰液是一种碱性很强的消化液，消化能力非常强，如果因为一些原因无法排入十二指肠，胰液就会消化自身，引起胰腺组织肿胀、发炎或坏死感染，非常危险。所以，正确地急救对减少伤害非常重要。

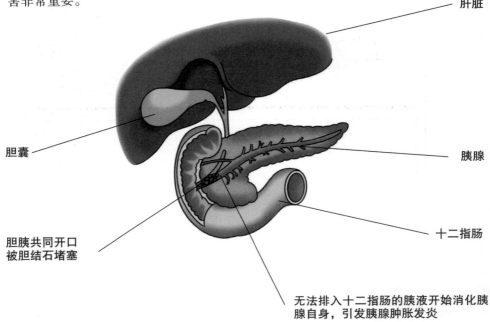

肝脏

胆囊

胰腺

胆胰共同开口
被胆结石堵塞

十二指肠

无法排入十二指肠的胰液开始消化胰
腺自身，引发胰腺肿胀发炎

50%～70%的急性胰腺炎是由胆结石引起的

🔲 典型症状

　　1.剧烈腹痛：发生在中上腹，疼痛剧烈，似刀割样，一直持续并加重，令人难以忍受；疼痛还会向腰背部呈带状放射。

　　2.腹部体征改变：病情严重的患者会出现腹肌紧张，上腹广泛压痛，手指撤离

时痛感更强；出现黄疸或腹水；两侧腰部皮肤呈暗灰蓝色，或肚脐周围皮肤青紫。

3.伴随症状：患者同时会有恶心、呕吐、腹胀、发热等症状，严重者会出现水、电解质及酸碱平衡紊乱及程度不等的低血压、休克。

😀 急救措施

1.当怀疑发生急性胰腺炎时，一定要及时就医，病情严重者须立即拨打120急救电话。

2.卧床休息，帮助患者取弯腰、屈膝侧卧姿势，以减轻疼痛，注意防止发生坠床。

3.禁止饮水和进食，及时清理呕吐物，若口渴时可含漱或湿润口唇。

4.随时观察患者病情，做好记录，以便就医时反馈给医生。

5.如果患者发生休克，应让其安静平卧，头低脚高，做好保暖，并尽快送医。

😀 愈后护理

1.腹痛和呕吐基本缓解后可由小量、低脂、低糖流质饮食开始，比如多喝粥类。然后逐步恢复到正常饮食，多食用鱼肉、鸡蛋等高蛋白、低脂的食物，忌食油腻食物和饮酒。

2.定期复查血常规和血尿淀粉酶，以免胰腺炎复发。

3.忌暴饮暴食。暴饮暴食容易导致胃肠功能紊乱，使肠道的正常活动及排空发生障碍，阻碍胆汁和胰液的正常引流，引起胰腺炎。

4.上腹损害或手术，内窥镜逆行胰管造影也可引起急性胰腺炎，此时医生和病人都要注意警惕。

5.其他如感染、糖尿病、高脂血症、不良情绪及药物等也会引起急性胰腺炎。

6.轻症患者出院2周左右即可做一些适量的运动，如散步、打太极拳等，随着身体的恢复，可逐渐增加运动量，但不宜做剧烈运动，避免过度劳累。

急性胰腺炎患者出院后需要定期到消化科门诊进行复查，因为部分重症急性胰腺炎患者可能会出现并发症情况，如果出现慢性腹痛、腹部有包块等情况，需要及时就诊，进一步检查治疗。

急性胆囊炎：右上腹痛，恶心，呕吐，发热

伴随症状：局部压痛、腹肌强直、黄疸、血压下降、感染性休克

急性胆囊炎，就是胆囊发炎了，一般发病较急，大多数是由于胆囊管阻塞和细菌侵袭而引起的，常和大量饮酒、饮食不规律、暴饮暴食有关，如果不及时救治，可能进一步加重病情，危及生命。

🔲 典型症状

1.右上腹痛：患者会出现右上腹痛，呈痉挛性疼痛，且疼痛持续性加剧，并且会向右肩背部放散；多在饱餐后、进食油腻食物后、夜间发病。

2.伴随症状：患者同时还伴有黄疸、腹胀、恶心、呕吐、反酸、发热（多为低热）等症状。

🔲 急救措施

1.如果怀疑是急性胆囊炎发作，应立即送医或拨打120急救电话。

2.停止进食，避免疼痛再次发作。

3.调整身体姿势，平卧、侧卧或俯卧位，可以缓解疼痛症状。

4.顺时针按摩腹部，能帮助缓解疼痛。

5.如果是疾病复发，家中正好备有药物，可以自行口服解痉、止痛、抗炎药物缓解症状，再及时就诊。

6.如果是初次发作的患者，则禁止盲目服用止痛药，应尽快就医进行检查和治疗。

🔲 愈后护理

1.饮食上以营养清淡为主，少食油腻和刺激食物，多食用低胆固醇、高蛋白和富含维生素的食物。

2.多喝水，多吃粗纤维食物，注意防止便秘，保持大便畅通。

3.改变久坐的生活方式，多走动，多运动。

4.劳逸结合，避免劳累。

5.治愈后，按照医嘱定期复查。

急性阑尾炎：转移性右下腹痛，麦氏点压痛和反跳痛

伴随症状：恶心、呕吐、厌食、发热、乏力、腹肌紧张

　　急性阑尾炎也是外科常见的一种急腹症，一般是由于阑尾管腔堵塞与细菌感染引起的。比如患者患有胃肠道疾病，或者长期饮食不当，都有可能引起阑尾的急性发炎。尤其是男性喝酒比较多，更容易引发阑尾炎。

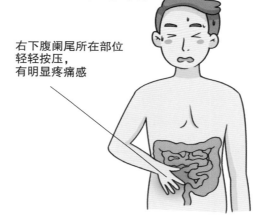

右下腹阑尾所在部位
轻轻按压，
有明显疼痛感

🔲 典型症状

　　1.右下腹痛：发病初期主要是中上腹或脐周疼痛，数小时后腹痛转移并固定于右下腹。

　　2.麦氏点压痛和反跳痛：患者在右下腹麦氏点的位置，用手按压疼痛，手离开后更痛（反跳痛）。

　　3.伴随症状：低热（不超过38℃）、腹肌紧张、恶心、呕吐等。

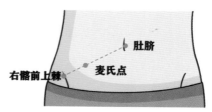

肚脐

麦氏点

右髂前上棘

🔲 急救措施

　　1.拨打120急救电话或及时送医。

　　2.让患者卧床休息，取半卧位，以减轻腹痛。

　　3.只可给流质饮食，如牛奶、果汁、米汤等。

　　4.密切观察病情变化，注意腹部疼痛部位、伴随症状，测量体温和脉搏。

急性肠炎：腹痛腹泻，恶心呕吐，脱水

伴随症状：头痛、四肢无力、脱水、休克

　　急性肠炎是指肠道发生急性感染，产生炎症反应的一系列病症。常见于夏秋季，多由于饮食不当、暴饮暴食或食入生冷不洁的食物造成的，比如男性因为应酬大量饮酒，就容易引发急性肠炎。

🔲 典型症状

　　1.轻型腹泻：每天大便在10次以下，为黄色或黄绿色，有少量黏液或白色皂块样物，粪质不多，有时大便呈"蛋花汤样"。

　　2.较重腹泻：每天大便10次以上甚至数十次，大量水样便，少量黏液，伴有恶心呕吐、食欲低下，有时呕吐出咖啡样物。

🔲 急救措施

　　1.如果情况较轻，一般在家调养，服用对症药物即可；卧床休息，注意保暖。注意少量进食，以流食为主，如米汤、藕粉、面汤等，慢慢地恢复正常饮食。

　　2.多饮水，及时补充水分，最好服用口服补液盐，防止脱水。

　　3.如果出现剧烈腹痛、严重呕吐和腹泻、排黏液脓血便、高热、中度以上脱水、休克等症状时，一定要及时就医或拨打120急救电话。

🔲 愈后护理

　　1.注意饮食卫生，在饭前、便后洗手；在外就餐注意饮食卫生，选择干净卫生的饭馆。

　　2.选择清淡、易消化、温热的饮食，少吃生冷、油腻、辛辣刺激的食物。注意少食多餐，不能暴饮暴食。

　　3.多喝水。

　　4.注意保暖，尤其是进入秋季以后，一定要注意不能贪凉。

　　5.加强运动锻炼，提高身体的免疫力。

辛苦奔波遇意外 有效处理降伤害

运动时关节韧带扭伤：局部肿胀、疼痛、压痛、活动受限，有皮下出血

伴随症状：局部青紫、局部功能障碍

韧带是骨头相互连接的结缔组织，如果在运动时用力过度，很容易造成韧带扭伤，严重的还可能导致韧带部分断裂或完全断裂。当韧带扭伤之后，会出现局部肿胀、疼痛、压痛，有皮下出血的可看见青紫区，会直接影响到关节的活动。更重要的是，韧带组织不易再生恢复，如果不及时处理或处理不当，可能会遗留功能障碍，且以后容易再次扭伤。

🚑 急救方法

1.韧带扭伤后，应立即停止活动，以减少进一步伤害。

2.立刻用毛巾包裹冰块，冷敷扭伤部位，以减少局部出血和肿胀。

3.冷敷30分钟后，用绷带将扭伤的部位进行加压包扎，以防止肿胀，然后尽快就医，请专业医生进行进一步的检查和治疗。

4.24～48小时后，损伤部位的内出血已停止，此时可用温热的毛巾热敷伤处10～15分钟，或者轻轻地按摩伤处，这样既可以消肿，又可以促进局部的血液循环和吸收，促进伤情恢复。

🚑 救后护理

1.尽量多卧床休息，不要做剧烈的运动。

2.伤处没有痛觉后，可以适当的参加一些户外活动；彻底痊愈后，则应加强受伤关节周围肌肉的力量练习，可促进关节功能的恢复和稳定。

3.在饮食上，建议多吃一些清淡且富含优质蛋白质的食物，对受损韧带的恢复有帮助。

运动时肌肉拉伤：肌肉疼痛、肿胀，受伤部位活动受限

伴随症状：皮下出血，局部青紫，触摸局部有硬块、痛感加重

肌肉拉伤是肌肉在运动中急剧收缩或过度牵拉引起的损伤。肌肉拉伤后，患者会感觉局部肌肉疼痛，局部肿胀或皮下出血。如果用手触摸伤处，可摸到肌肉紧张形成的索条状硬块，轻触痛感就很明显，活动明显受到限制。如果不及时处理，很容易留下后遗症。所以，当发生肌肉拉伤时，一定要及时正确地处理。

> 造成肌肉拉伤的原因：
>
> 1.准备活动不充分，就进行剧烈活动。
>
> 2.体质较弱，疲劳或负荷过度。
>
> 3.运动姿势不正确，用力过猛，超过了肌肉活动的范围。
>
> 4.气温过低、湿度太高、场地太硬等外界环境影响。

😷 急救方法

1.肌肉拉伤之后，应立即停止活动，保护好拉伤部位，避免二次伤害。

2.立即用毛巾包裹冰块进行间隔冷敷，即先冷敷15分钟，待局部皮肤充分回暖后，再进行下次冰敷，这样可使血管收缩，减少毛细血管出血。

3.冷敷后，用弹性绷带适当用力包裹损伤部位，防止肿胀。

4.24～48小时后，拆除包扎，可用温热毛巾进行适当热敷或轻轻按摩伤处，以促进血液循环。

5.如果是大腿肌肉拉伤，且疼痛剧烈，可能是肌纤维断裂，应立即给予冷敷、加压包扎，并抬高患肢，然后立即送医。

😷 救后护理

1.受伤期间一定要注意休息，避免剧烈的运动，以促进伤情恢复。

2.如果拉伤不严重，在第二天可以进行无痛范围的肌肉拉伸运动，注意动作要轻缓。

运动时擦伤或挫伤：皮肤破损、出血，严重者可感染

伴随症状：疼痛

在各种运动损伤中，擦伤是最常见的一种开放伤。擦伤不仅伤及表皮，也可以伤及真皮，而且如果是重度擦伤，也可并发感染，所以，一定要及时处理。

急救方法

1.如果只是擦伤表皮，不严重，稍微有一些出血，可先用干净的水清洗伤口，然后涂抹碘伏消毒即可，不需要加压包扎或去医院。

2.如果擦伤严重，创面较脏，应在清洗、消毒之后，使用干净的纱布对受损部位进行加压包扎，然后进行送医处理。

> **以下几种情况的擦伤，建议尽快去医院就诊：**
>
> 1.脸上有严重擦伤，简单清洁后应尽快去医院就诊。
>
> 2.在细菌滋生的地方擦伤，为避免细菌感染，应及时就医处理。
>
> 3.如果伤口好了却还是疼痛难忍，则很可能是伤口中留有异物，要及时到医院就诊。

救后护理

1.伤口包扎好后，要保持局部的干净卫生，纱布每天更换。如果纱布脏了或湿了，也要及时更换。

2.在伤口彻底愈合之前，不可以让伤口碰到水；如果不慎弄湿伤口，可用干净的棉球轻轻沾干。如果伤口处的渗液比较多，不要频繁擦拭，让它自然干即可。

3.大多数擦伤包扎伤口2~3天即可，一旦结痂牢固，即可去掉纱布或创可贴，把伤口暴露在空气中。结痂不要去揭，也不要抓挠，以避免伤口破开、流血或感染，导致愈合延迟。

暴雨天气：
暴雨，雷电，大风

　　出门在外，难免会遇到一些恶劣天气，比如常见的暴雨、雷电等。当遇到这种恶劣天气时懂得如何自救和救助他人很重要。

🚇 避免室外雷击

　　具体做法：

　　在户外突然遇到雷雨天气，为了躲避雷击需要及时停下脚步，赶紧蹲下，双脚并拢，保持低头，降低自己的高度进行躲避。

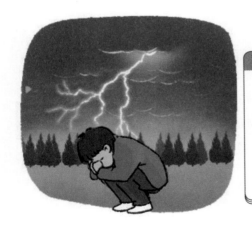

这几种做法要谨记

● 不要在大树底下躲避雷雨。

● 不要在水体边及山顶、楼顶上停留。

● 不要拿着金属物品，或者接打手机。

● 不要触摸带电物品。

🚇 避免雨天触电

　　具体做法：

　　发现有人在水中触电倒地，千万不要急于靠近搀扶，必须要在采取应急措施后才能对触电者进行抢救。

　　如果电线恰巧断落在离自己很近的地面上，首先不要惊慌，应该用单腿跳跃着离开现场，否则很可能会在跨步时电压的作用下使人身触电。

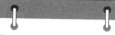

1.不要靠近供电线路和变压器。

2.不要在挨着变压器及电线的高大树木或大型广告牌下停留或避雨。

3.暴雨过后，最好不要趟水，避免有电线断落在积水中。

⊕ 不会游泳者不慎落水如何自救

进行呼救，同时取仰卧位，头部向后，使鼻部可以露出水面呼吸。呼气要浅，吸气要深。注意不要慌张，不要将手臂上举乱挥舞，以免使身体下沉更快。

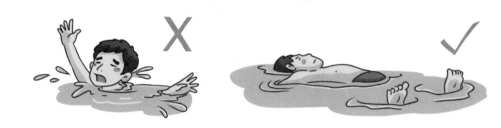

⊕ 如果被困车溺水如何自救

1.解开安全带，解开车门安全锁，立即完全打开车窗，安定情绪，进行深呼吸。车辆入水后，水压非常大，车内的人很难打开车门逃生，只有当车内充满了水，车门两侧压力相等时，才有可能打开门。

2.如果无法开窗，要立即用破窗锤击碎车窗玻璃，让水尽快进入车内，增加逃生机会。

3.打开车门后，尽快向旁边游开。

⊕ 水中发生抽筋如何自救

具体做法：

1.不要惊慌，一定要保持镇静。

2.停止游动，仰面浮于水面，并根据不同部位采取不同方法进行自救。

3.使身体成仰卧姿势，用手握住抽筋腿的脚趾，用力向上拉，使抽筋腿伸直，并用另一腿踩水，另一手划水，帮助身体上浮。

台风：狂风暴雨

台风的风力可以达到12级或以上，破坏力非常大，如果不幸遇上台风，立即采取正确的措施对维护自身安全至关重要。

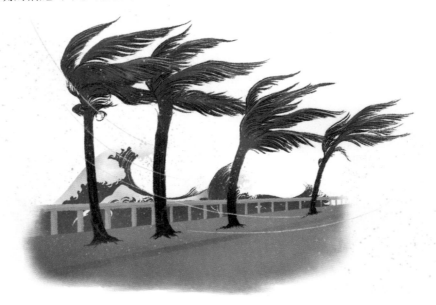

🚗 应对措施

1.密切关注近期天气变化及台风气象预报；减少出门，做好及时防护。

2.如果外出碰上台风突发，应及时转移到安全地带，不要在临时建筑、破旧建筑、广告牌、铁塔等附近避难。

3.注意高空重物坠落。

4.台风来临前，应准备好手电筒、收音机、食物、饮用水及常用物品等，以备急需。

5.关好门窗，检查是否坚固。

6.检查电路、炉火、煤气等设施是否安全。

地震：
地面震动，崩塌，滑坡

地震的破坏力非常大，震级高的地震常常房倒屋塌，造成人员伤亡。当遇到地震时，我们该如何自救呢？

地震发生时

1.立即关闭电源、火源。

2.住平房者立即跑到屋外比较宽广的地方；住楼房者可躲在有支撑和管道多的室内，如卫生间。

3.头部最好用安全帽或者头盔、铁盆罩住。

4.在户外时，不要靠近狭窄的夹道、壕沟、峭壁和岸边等危险地方。

5.居住近山者，要警惕山崩和泥石流的发生。

6.注意余震，随时做好防护准备。

震后自救

1.地震时如被埋压在废墟下，一定不要惊慌，要沉着，树立生存的信心。

2.地震后，往往还有多次余震发生，为免遭新的伤害，要尽量改善自己所处的环境。保持呼吸畅通，挪开头部、胸部的杂物；避开身体上方可能出现的不结实的倒塌物掉落。

3.扩大和稳定生存空间，用砖块、木棍等支撑残垣断壁。

4.尽量保存体力，用石块敲击能发出声响的物体，向外发出呼救信号，切忌哭喊、急躁和盲目行动，注意休息等待救援人员到来。

5.如果受伤，要想办法包扎，避免流血过多。

地震后迅速撤离，身体应采取的姿势：

1.蹲下或坐下，尽量蜷曲身体，降低身体重心。

2.抓住桌腿等牢固的物体。

3.保护头颈、眼睛，掩住口鼻。

水灾：
洪水泛滥，暴雨积水

　　水灾以洪涝灾害为主，对人员财产的危害性非常大。当突遇洪水时，采取正确的措施才能保护自身安全。

急救措施

　　1.及时逃离，就近迅速向山坡、高地、房顶、避洪台等地转移，或者立即爬上楼房高层、大树、高墙等地势高的地方躲避。

　　2.如洪水继续上涨，要积极寻求救生器材逃生，例如桌椅、木床、门板、大块的泡沫塑料等能漂浮的材料。

　　3.如果已被洪水包围，应设法与急救部门取得联系，报告自己的方位和险情，积极寻求救援。

　　4.如已被卷入洪水中，一定要尽可能抓住固定的或能漂浮的东西，寻找机会逃生。

　　5.利用通信设施联系救援，可利用眼镜片、镜子在阳光照射下的反光发出求救信号。

　　6.夜晚利用手电筒及火光发出求救信号。

　　7.当发现救援人员时，应及时挥动鲜艳的衣物或者其他物品，发出求救信号。

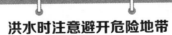

洪水时注意避开危险地带

1.河床、水库、渠道、涵洞。

2.行洪区、低洼区。

3.危房中、危房上、危墙下。

4.电线杆、高压线塔下。

火灾：
高温，沸水，烟雾，电流

火灾是日常生活中最常见的一种灾害，火焰、高温、浓烟等都会给人造成伤害，甚至导致死亡。所以，当面对火灾时，一定要懂得正确的自救方法。

🔘 急救措施

1.当发生火灾时，不要惊慌失措，如果火势较小，可以尝试使用自来水、灭火器扑灭火势。

2.如果身上着了火，不要慌，更不要迅速跑动，应迅速脱掉衣物或扑入水中，也可就地打滚把火扑灭。

3.如果火势较大不能控制，要冷静，应及时寻找逃生通道，并及时报警。

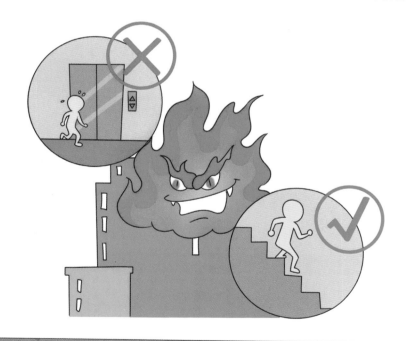

逃生时不要乘坐电梯，因为供电很可能中断，容易被困在电梯里面。

4.逃生时为防止烟雾窒息，应选择湿毛巾、湿衣物等捂着鼻子，同时弯腰或者匍匐逃生，在冲过火大的地方时，需要找些棉被、毯子等，用水弄湿，披在身上之后再往外冲，以减少自己被烧伤的可能性。

5.如果有火灾报警装置，按下即可报警，除此之外要及时拨打119消防报警电话。在等待救援时，要尽量防止火势和烟雾蔓延到自己的所在地。另外，要待在容易被发现的位置，如窗台、阳台等。

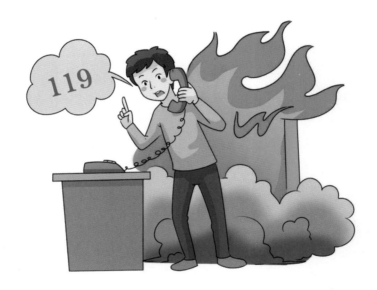

火灾逃生的四个要点

1.用湿毛巾捂住鼻子，防烟熏。

2.避开火势，果断迅速逃离火场。

3.有效地寻找逃生的出路。

4.趴在地上等待救援。

冻伤：受冻部位冰凉、感觉麻木或丧失

伴随症状：失温皮肤发黑、血管坏死、神志模糊、昏迷

冻伤是由于寒冷潮湿作用引起的人体局部或全身损伤。男性在外辛苦奔波，如果突遇恶劣天气，身体较长时间处于低温和潮湿刺激时，就容易造成组织缺血缺氧，使细胞受到损伤。轻则只是皮肤损伤；重时可致永久性功能障碍，需进行专业救治，否则会截肢，甚至危及生命。

典型症状

1.一般症状：受冻部位冰凉、苍白、坚硬、感觉麻木或丧失。

2.重症冻僵：伤员皮肤苍白、冰凉、神志模糊或昏迷，肌肉强直，瞳孔对光反射迟钝或消失，心动过缓，心律不齐，血压降低，严重时心跳停止。

急救措施

1.迅速带伤员脱离寒冷环境，防止继续受冻。

2.将伤员移到暖和的地方，换掉潮湿衣物，进行全身保暖。

3.冻伤不严重时：迅速将受冻部位浸泡在40℃的温水中，进行快速复温；耳廓或面部的冻伤可用42℃的温水浸湿毛巾，进行局部热敷。没有温水的情况下，可将冻肢置于自身或施救者的胸部、腹部及腋下等温暖部位，以体温复温。

4.全身重度冻伤：要注意伤员的呼吸心跳，如果发现脉搏、呼吸变慢，需要进行人工呼吸和心肺复苏术，同时要快速复温。

5.当伤员身体复温后，需将其迅速送到医院进行治疗。

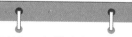

1.不可拍打、揉搓冻伤部位。

2.冻伤后不能立即烤火、雪搓或者用很热的水浸泡。

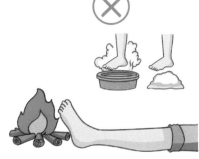

爆炸伤：人体损伤

爆炸伤指由于多种情况造成的爆炸形成的人体损伤，导致爆炸的原因不同，所造成的危害和损伤也不一样。

燃气泄漏现场的救助措施

1.发现燃气异味，应立即打开门窗通风，关燃气阀门，防护口鼻。

2.千万不要开关电器，如灯、电话或手机，不要用明火，以免产生火花，引燃、引爆可燃气体。

3.及时拨打119消防报警电话或者120急救电话。

4.将伤员救出危险环境再实施急救措施，如发现伤员呼吸停止时，应在防护条件下立即进行心肺复苏术。

5.维持伤员生命体征，保障伤员温暖。

烟花爆竹炸伤的急救方法

爆炸伤属于烧伤范畴，所以现场急救可以参照烧伤的急救。

1.如果伤员身上着火，应迅速扑灭，并将其移至安全地带，对手、眼、面部损伤进行急救处理。用大量自来水冲洗伤处15分钟左右来降温和清洁（眼伤除外），然后迅速送往医院。

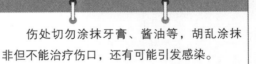
伤处切勿涂抹牙膏、酱油等，胡乱涂抹非但不能治疗伤口，还有可能引发感染。

2.对于眼睛炸伤的处理：不要用水冲洗，尽量保存残留的组织，用清洁敷料遮盖双眼，迅速送医院处理。

瓦斯爆炸的现场急救

1.当瓦斯爆炸时，应背向爆炸地点迅速卧倒。

2.如果距离爆炸中心较近，在采取上述自救措施后，应迅速撤离现场，防止二次爆炸的发生。

3.切断电源，立即通风，设法扑灭各种明火和残留火，以防再次引起爆炸。

4.如果有人员突然失去意识，应先判断其是否还有呼吸，若呼吸停止，须立即在安全处进行心肺复苏术，不要延误抢救时机。及时拨打120急救电话、119消防报警电话。

突发车祸：
骨折，出血，皮肤损伤

　　车祸指行车时发生的伤亡事故。酒后驾车、超速驾驶、疲劳驾驶、未保持安全车距、不系安全带都可能导致车祸的发生，造成人员的伤亡。那么，当车祸发生后如何进行急救呢？

判断伤情

　　根据车祸的种类、伤害的部位、伤势的轻重进行判定。不论哪种车祸，都容易引起出血、骨折、肌肉撕裂、内脏出血等症状。

急救措施

　　1.发生车祸后要沉着应对，利用三角板警示标志提醒后方来车。然后检查伤者意识、呼吸及脉搏，千万不要随意搬动伤者身体。

　　2.如果车祸较轻，伤者意识清醒、未有大出血或骨折，只要在救护车抵达前，依伤势来进行救护即可。

　　3.如果车祸较严重，无法自行处理时，一定要向旁人求救，并拨打110公安报警电话和120急救电话进行救护，确保自己和伤者安全。

　　4.如果有出血严重的人，施救者应该及时用衣物或布条给伤者止血包扎。有骨折者，设法固定，保护伤口不受感染。

　　5.等待救护车和警察到达现场。

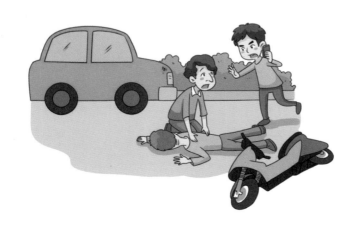

酒精中毒：头晕，面色潮红，恶心，呕吐，昏迷

伴随症状：情绪激动或抑郁、言语不清、走路不稳、烦躁、脱水、抽搐

酒精中毒是由酒精过量进入人体引起的中毒。酒精主要损害人体中枢神经系统，使神经系统功能紊乱和抑制，严重中毒者可导致呼吸循环中枢抑制和麻痹而死亡。

🔲 典型症状

中毒程度	症状表现
轻度中毒	头晕，面色潮红，情绪比较激动或者抑郁，动作有时比较迟缓，准确度降低，同时言语不清等
重度中毒	昏迷，严重的恶心、呕吐，神智不清楚，同时心率非常快，呼吸减慢，血压下降，浑身湿冷等

🔲 急救措施

◆ 轻度中毒者

1.给中毒者食用一些绿豆汤等解酒食物进行解酒，也可以用刺激咽喉的办法引起呕吐反射，将酒等胃内容物尽快呕吐出来（对于已出现昏睡的患者不适宜用此方法）。

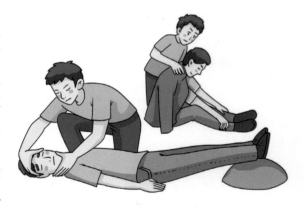

2.让中毒者卧床休息，注意保暖，头部偏向一侧，注意避免呕吐物阻塞呼吸道。

3.观察呼吸和脉搏的情况，如无特别情况，睡一觉就好了。

◆ 重度中毒者

应该迅速送医院急救。

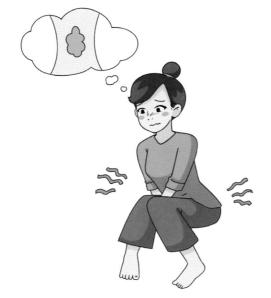

第五章

特别应对，保护温柔的你

日常生活中很多女性不懂得呵护自己的身体健康，尤其是在应对妇科问题上，使用了错误的办法或没有注意身体发出的信号，久而久之就容易加重病痛。

所以，女性朋友们一定要懂得如何应对女性常见情况，温柔呵护自己。

急性盆腔炎：
下腹痛，发热，白带增多

伴随症状：寒战、头痛、食欲不振

急性盆腔炎是女性上生殖道及其周围组织发生的急性炎症，主要是由病原体感染引起的，包括子宫内膜炎、输卵管炎、输卵管卵巢脓肿、盆腔腹膜炎等。此病多发生于有性生活的生育期女性，若不及时治疗，对女性健康危害极大。

典型症状

1.下腹痛：这是急性盆腔炎的主要症状，患者会感觉下腹部持续性疼痛，特别是在性生活、活动后会加重。

2.阴道分泌物增多：患者阴道分泌物会增多，且有难闻的气味。

3.阴道异常出血：患者在性生活中、性生活后会出现阴道出血的情况，如果发生在月经期间，还会出现经量增多、经期延长。

4.伴随症状：病情严重的患者还会伴有发热、寒战、高热、头痛、食欲不振等症状。

急救措施

急性盆腔炎发生得非常快，患者一旦出现相关症状后，应立即去正规的医院检查，给予针对性的治疗和后续一系列的护理，最终才能够恢复到正常的状态，切忌盲目服药和涂抹药物。

愈后护理

1.注意个人卫生：加强经期、产后、流产后的个人卫生，勤换内裤。

2.生活规律，保证充足的睡眠，不宜过度劳累。

3.注意保暖，尤其腹部要避免受凉。

4.注意清淡饮食，保证营养，忌食生、冷和刺激性的食物。

5.多喝水。

6.经期避免性生活，以免感染。用质量好的卫生巾，勤更换。

7.定期进行妇科检查，以免扩大感染，引起其他炎症。

急性阴道炎：白带的性状发生改变，外阴瘙痒、灼痛

伴随症状：尿急、尿痛、尿频、血尿

急性阴道炎，就是发生在阴道的急性炎症，主要是由病原体感染引起的，如念珠菌、滴虫、细菌、病毒等，都会导致不同类型的阴道炎症。阴道炎会给女性带来很大的痛苦，一旦发现，必须积极治疗。

典型症状

类型	表现
细菌性阴道病	部分患者无症状，或鱼腥臭味的灰白色白带，阴道灼热感、瘙痒
滴虫性阴道炎	白带增多，呈黄绿色脓性、泡沫状，有特殊臭味，外阴瘙痒，严重时白带可混有血液；累及尿道口时，可有尿痛、尿急，甚至血尿
念珠菌性阴道炎	白带多，外阴及阴道灼热瘙痒、尿频、尿急、尿痛等症
月经性阴道炎	多由月经期不注意经期卫生引起，表现为会阴部有下坠和灼热感，阴道分泌物增多

急救措施

不管是哪种阴道炎，突然发生后应及时去医院就诊，确定病因，积极治疗。

愈后护理

1.注意个人卫生，选择穿棉质内裤，勤换洗内裤，少穿紧身裤。

2.用温开水清洗私处，从前往后，依次冲洗。

3.经期注意卫生，及时更换卫生巾，保持心情放松。

4.注意清淡饮食，少吃油腻、辛辣的食物。

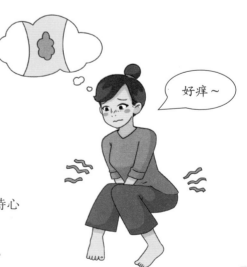

好痒～

痛经：下腹疼痛、坠胀，面色苍白，昏厥

伴随症状：恶心、呕吐、出汗、乏力、腹泻

　　痛经为常见的妇科症状之一，一般分为原发性痛经和继发性痛经，其中原发性痛经与精神因素密切相关，妇科检查并没有其他病症，一般婚后、产后多能自愈；而继发性痛经多由疾病引起。女性痛经时，应及时判断病因，及时调治。

🈳 典型症状

原发性痛经

> 　　疼痛多自月经来潮后开始，以行经第1天疼痛最剧烈，疼痛感是一阵一阵地抽痛，持续2~3天后会缓解。常伴有恶心、呕吐、腹泻、头晕、乏力等症状。

继发性痛经

> 　　患者多有盆腔器质性病变，疼痛一般在月经前开始到经期结束，可伴有下腹坠胀、月经异常（如经量增多、经期延长、月经持续不干净或经前期点滴出血）、腰酸等情况。严重者可出现面色发白、四肢冰冷、晕厥等。

🈳 急救措施

　　1.疼痛剧烈者应立即送医，排除器质性疾病，在医生指导下进行治疗。

　　2.做好身体保暖，尤其是腹部不能着凉，在月经期间禁用冷水洗头和洗脚；可用热水袋热敷腹部和腰部，或者贴暖宝宝进行保暖。

　　3.按摩腹部：两手搓热，顺时针按揉腹部，以局部皮肤红润为宜，每日早晚各1次。

　　4.饮食调理：经期多吃温补食物，如羊肉、鸡肉、红糖、红枣、牛奶等，避免食用寒凉和辛辣刺激的食物。

外阴损伤：疼痛，肿胀，出血，感染

伴随症状：局部肿胀、皮肤撕裂、血肿、肿块

外阴损伤多是由于意外跌伤造成的，如高处跌落，意外被硬物冲撞等引起，临床表现大多有疼痛及出血症状。

🔲 典型症状

外阴局部剧烈疼痛、出血、肿胀，伴皮肤撕裂伤、血肿肿块等，严重者可有组织缺损、畸形和阴道闭锁等。大量出血可导致贫血、休克，巨大血肿压迫尿道可引起尿潴留。

🔲 急救措施

1.如果是浅表损伤，出血量不多，应及时进行局部清洁，加压止血，观察即可。

2.如果外阴出现裂伤严重，出血量多，需局部清洁，加压止血，用枕垫高臀部，观察血肿情况，立即就医。

3.如果外阴出现严重的血肿，且有继续扩大的现象，应立即就医。

🔲 愈后护理

1.保持外阴清洁，使用专用毛巾、专用水盆。

2.勤换洗内裤，穿着松软、棉质内裤。

3.避免一切增加腹压的动作，以免造成二次损伤。

4.加强自我保护意识，加强良好生活细节培养。避免久坐，以免影响伤口恢复。

5. 做好饮食营养补给，多吃富含维生素、高蛋白质食物，忌辛辣刺激性食物。

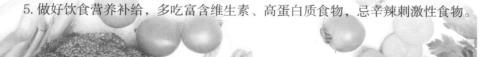

黄体破裂：
下腹剧痛，腹部胀大

伴随症状：头晕、恶心、呕吐、尿频、肛门坠胀、休克

黄体破裂是妇科较常见的急腹症之一，多发生于育龄期女性，如果出血较多又未能及时处理的话，很可能导致患者休克或死亡。所以，一旦怀疑是黄体破裂时，一定要及时就医。

原因分类	病因
自动破裂	正常情况下，黄体内有少量出血，如果出血太多，就可能增加黄体内的压力，从而发生自发性破裂
外力作用	下腹受到撞击或者由于剧烈运动或解大便、性生活时，腹腔内压力突然升高，造成黄体破裂

🔲 典型症状

1.下腹痛：患者会突然感觉一侧下腹出现剧烈疼痛，短时间后又变为持续性坠痛，减轻后又加剧，严重者会腹痛难忍。

2.伴随症状：恶心、呕吐、尿频、肛门坠胀，严重者会出现休克。

🔲 急救措施

1.病情较轻者：由于发病时间短、内出血量少于500毫升，且呼吸、心率、血压等比较稳定，可以进行卧床休息，必要时应用止血药物。但是需要密切观察病情变化情况。

2.病情较重、出血较多者：宜手术治疗，特别是如果出现休克，需要马上就医进行手术治疗。

🔲 愈后护理

1.少食多餐，以高蛋白、清淡、易消化的饮食为主。

2.保持卧床休息，减少走动，等病情稳定后再遵医嘱进行适当活动。

3.积极配合医生治疗，注意避免剧烈的活动。